PraxisWissen

Sozialpsychiatrische Begleitung von Menschen in prekären Lebenslagen

Psychiatrie Verlag

AF850171

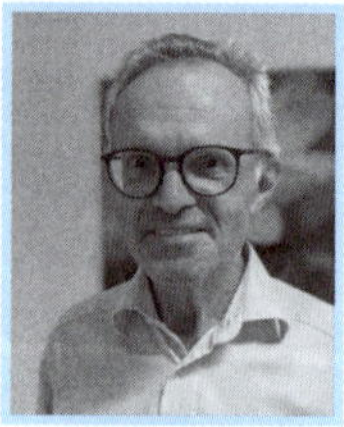

KLAUS OBERT, DR. RER. SOC., ist Diplom-Sozialpädagoge und war von 1982 bis zu seiner Berentung in Stuttgart im Auf- und Ausbau Sozialpsychiatrischer Dienste sowie weiterer Bausteine des gemeindepsychiatrischen Verbunds und deren Koordination tätig. Stellvertretender Vorsitzender der Bundesarbeitsgemeinschaft Gemeindepsychiatrischer Verbünde und Gründungsmitglied des Bundesweiten Netzwerks Sozialpsychiatrischer Dienste.

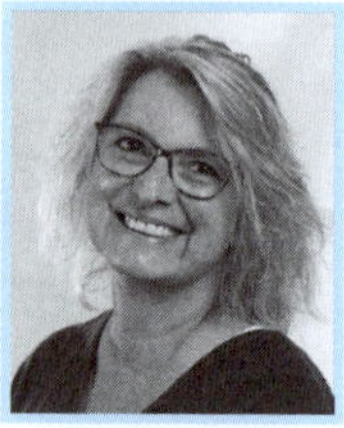

KERSTIN FOLGNER ist Diplom-Pädagogin. Bevor sie als Referentin für Sozialpsychiatrie an die Akademie für Öffentliches Gesundheitswesen ging, arbeitete sie fast zwanzig Jahre beim Landkreis Oder-Spree. Die meiste Zeit davon im Sozialpsychiatrischen Dienst.

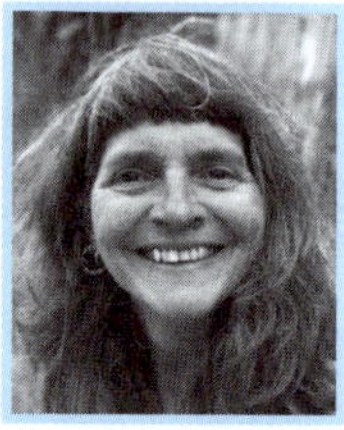

CLAUDIA REINHARDT, Diplom-Sozialarbeiterin, ist Fachdienstleiterin des Gemeindepsychiatrischen Zentrums Stuttgart Bad Cannstatt (Caritas).

WEITERE AUTOREN

Matthias Albers, Dr. med., ist Facharzt für Psychiatrie und Psychotherapie, leitet die Abteilung Soziale Psychiatrie des Gesundheitsamts der Stadt Köln und ist Sprecher des Bundesweiten Netzwerks Sozialpsychiatrischer Dienste.

Detlev E. Gagel, Dr. med., Dipl.-Psych., ist Facharzt für Psychiatrie und Psychotherapie und Öffentliches Gesundheitswesen, Psychologischer Psychotherapeut. 1999–2022 Leitung Sozialpsychiatrischer Dienst, Gründungsmitglied des Bundesweiten Netzwerks der Sozialpsychiatrischen Dienste.

Klaus Petzold ist Arzt für Psychiatrie und Psychotherapie. Er leitete von 1996 bis 2022 den Sozialpsychiatrischen Dienst des Kreises Ostholstein und ist Gründungsmitglied des Bundesweiten Netzwerks der Sozialpsychiatrischen Dienste.

Wir bedanken uns bei Dagmar Starke von der Akademie für Öffentliches Gesundheitswesen (AÖGW), die das Projekt mit Technik, Raum und Zeit förderte.
Wir danken Frau Prof. Dr. Minou Banafsche für die kritische Durchsicht des Textes und für wichtige und relevante Differenzierungen im Rechtsteil.

PraxisWissen

Klaus Obert, Kerstin Folgner,
Claudia Reinhardt

Sozialpsychiatrische Begleitung von Menschen in prekären Lebenslagen

Psychiatrie Verlag

Die Reihe **Praxis**Wissen wird herausgegeben von:
Michaela Amering, Andreas Bechdolf, Karsten Giertz, Caroline Gurtner, Klaus Obert, Tobias Teismann und Maike Wagenaar

Klaus Obert, Kerstin Folgner, Claudia Reinhardt
Sozialpsychiatrische Begleitung von Menschen in prekären Lebenslagen
PraxisWissen 19
1. Auflage 2025
ISBN: 978-3-96605-313-6
ISBN E-Book (PDF): 978-3-96605-320-4
ISBN E-Book (EPUB): 978-3-96605-321-1

Weitere Bücher zu psychiatrischen Störungen finden Sie im Internet:
www.psychiatrie-verlag.de

Bibliografische Information der Deutschen Nationalbibliothek:
Die Deutsche Nationalbibliothek verzeichnet diese Publikation in der Deutschen Nationalbibliografie; detaillierte bibliografische Daten sind im Internet über http://dnb.d-db.de abrufbar.

© Psychiatrie Verlag GmbH, Köln 2025
Alle Rechte vorbehalten. Kein Teil des Werkes darf ohne Zustimmung des Verlages vervielfältigt, digitalisiert oder verbreitet werden.
Lektorat: Uwe Britten, Eisenach
Umschlagkonzeption und -gestaltung: studio goe, Düsseldorf
Umschlagabbildung: New Africa / stock.adobe.com
Typografiekonzeption: Iga Bielejec, Nierstein
Typografie und Satz: Barbara Hoffmann, Leipzig
Druck und Bindung: Plump Druck & Medien, Rheinbreitbach

Inhalt

Schwer zu erreichen – Einführung

In diesem Buch geht es um eine besondere, eine wichtige, aber insgesamt doch noch nicht genügend in den Vordergrund gerückte Thematik. Im Zentrum steht jener Personenkreis, für den in erster Linie, aber nicht ausschließlich die Sozialpsychiatrischen Dienste (SpDi) zuständig sind. Es geht um Menschen, die in neuerer Zeit als »hard to reach« charakterisiert werden. Diese Zuständigkeit, Verantwortung und Bedeutung resultieren sowohl aus den festgelegten Aufgaben und Funktionen als auch aus ethisch-moralischen und fachpolitischen Gründen. Die Verantwortung für diese Menschen kann nicht abgegeben werden, auch wenn nicht selten mit einem neoliberal gefärbten Bezug auf Selbstbestimmung und Autonomie versucht wird, sich dieser Verantwortung zu entledigen.

Es handelt sich aber nicht um ein Buch über Sozialpsychiatrische Dienste, sehr wohl aber über die *Anfragen* an diese Dienste und über deren Vorgehen. Einerseits stellen die Anfragen an den SpDi eine Besonderheit dar, andererseits sind die beschriebenen Fallkonstellationen und die daraus abgeleiteten und verallgemeinerten Handlungsempfehlungen ebenso für die weitergehenden sozialpsychiatrischen Hilfen gültig. Die in den Fallbeispielen des Buches auftauchenden Dynamiken, Merkmale, Abläufe, Strukturen, An- und Herausforderungen finden sich in allen sozialpsychiatrischen Hilfen wieder. Schließlich werden viele dieser Personen, für die bei den Sozialpsychiatrischen Diensten angefragt wird, sofern die Kontaktaufnahme schließlich gelingt und eine tragfähige Beziehung aufgebaut wird, in weiterführende Hilfen vermittelt. Daneben finden sich Fallkonstellationen, für die es notwendig ist, alle erdenklichen Ideen zur Verbesserung der Lage auszuprobieren, um überhaupt einen Zugang zu erreichen.

Im Folgenden wird die Arbeit mit diesem Personenkreis hinsichtlich der Anforderungen an das tägliche methodische Handeln mit jeweiligen

Handlungsregeln und -orientierungen erörtert. Die Grundlage dafür stellen Beispiele psychisch erkrankter Menschen dar, die mit besonderem Aufwand, mit Geduld, hoher Verantwortung, solider Kompetenz sowie mit intensiver Teamarbeit und Kooperation einhergehen – und auch nicht immer »gut ausgehen«.

Bei diesem Personenkreis handelt es sich um Menschen mit einem komplexen Hilfebedarf. Sie entziehen sich häufig der Beratung, Betreuung, Begleitung und Behandlung oder sind zumindest nur schwer dazu in der Lage und brauchen lange, um Hilfe und Unterstützung anzunehmen. Es sind Menschen, die aus unserer Sicht objektiv und subjektiv leiden, die sich langsamer oder schneller auf den sozialen und individuellen Abgrund zubewegen, und zwar auf Situationen zu, die nicht selten mit Suizidversuchen einhergehen oder gar mit vollendeten Suiziden; Menschen, mit denen sich die Umgebung schwertut, die das Umfeld »manchmal fast zum Verzweifeln« und zum Mitleiden bringen, die nicht selten sich und andere gefährden, mal akut, mal weniger akut.

Es handelt sich um Menschen, die aus unserer Sicht nicht sich selbst überlassen werden dürfen, genauso wie wir die Umgebung mit ihnen nicht allein lassen sollten. Die Arbeit in diesem Feld erfordert eine ständige Auseinandersetzung im Spannungsfeld zwischen Autonomie und Fürsorge, wobei es immer darum geht, die Würde der Menschen, die als hilfebedürftig identifiziert werden, unter allen Umständen zu bewahren. Das heißt: Die Mitarbeitenden der SpDi können sich nicht mit dem Verweis auf Selbstbestimmung, persönliche Freiheit und eigene Verantwortung aus der Situation herausziehen, sondern müssen sich auf dem schmalen Grat zwischen Recht auf Eigensinn, Verwahrlosung, Erkrankung und dem Recht auf Gesundheit, Schutz und Fürsorge in jedem dieser Einzelfälle bewegen. Gelegentlich gefährden sich diese Menschen selbst oder andere, allerdings reichen womöglich die Gründe für eine zwangsweise Unterbringung als Ultima Ratio noch nicht aus.

Zudem besteht eine wichtige Aufgabe sozialpsychiatrischer Hilfen darin, wenn möglich Zwangsunterbringungen zu vermeiden und aktiv zu verhindern. Und das, obwohl die Menschen im unmittelbaren Umfeld sich händeringend an den SpDi wenden und um Unterstützung und Hilfe bitten, da die Situation aus ihrer Sicht nicht mehr auszuhalten sei und nicht mehr verantwortet werden könne. Dies tun diese Personen mit der eindeutigen Aufforderung, dass »etwas geschehen« müsse.

Dabei gefährden die Betroffenen ihre Lebenslage, drohen abzudriften in Wohnungslosigkeit bzw. sind schon wohnungslos oder stehen ohne Arbeit und Einkünfte da. Die Umgebung wendet sich mehr und mehr von ihnen ab mit der Folge von Isolation und Selbstisolation, von Selbstausgrenzung und Ausgrenzung, Stigmatisierung und Selbststigmatisierung.

Natürlich betreuen und begleiten der SpDi wie auch andere Einrichtungen und Dienste der sozialpsychiatrischen Hilfen mehrheitlich »leichtere Fälle«, die dann auch wieder an andere Hilfen weitervermittelt werden können oder bei denen die langfristige Begleitung, Betreuung und Behandlung relativ unkompliziert verlaufen. Es handelt sich in diesem Buch meistens nicht um Personen mit »verrückten« Lebensentwürfen und Planungen, mit seltsam oder eigensinnig scheinender Lebensführung, sondern um Menschen, die einigermaßen zurechtkommen und die soziale Umgebung auch mit ihnen. Es geht um Menschen, die wie auch immer leiden und/oder unter denen andere leiden, die Hilfe ablehnen oder nur schwer Unterstützung annehmen können.

Diese Menschen weisen in der Regel einen komplexen Hilfebedarf auf und/oder stellen eine nicht unbeträchtliche Herausforderung für ihre unmittelbare Umgebung dar. Es fällt ihnen aufgrund unterschiedlicher Erfahrungen und Eigenschaften (krankheitsbedingte Faktoren, negative Erfahrungen im privaten Umfeld oder mit dem Hilfesystem etc.) schwer, sich auf Kontakte, Beziehungen, Begleitung oder gar Betreuung durch sozialpsychiatrische oder andere Hilfen einzulassen, und sie fordern sowohl die unmittelbare Umgebung als auch das Hilfesystem in besonderem Maße heraus.

Wie kann es gelingen, diese Menschen in Hilfemaßnahmen zu »verwickeln« und sie zu integrieren? Was gilt es zu berücksichtigen, wenn die Kontaktaufnahme scheitert, wenn diese Menschen sich nicht auf einen Kontakt, eine Begleitung oder gar auf eine Behandlung einlassen, diese aber aus unterschiedlichen Gründen aus fachlicher Sicht dringend angezeigt sind? Um diese Herausforderungen geht es im vorliegenden Buch, und zwar im Kontext regionaler Versorgungsverpflichtung und der übergreifenden kommunalen Aufgabe der Daseinsvorsorge, in die der Sozialpsychiatrische Dienst eingebunden ist.

Regionale Versorgungsverpflichtung bedeutet: Niemand darf in seinem Sozialraum, in seinem Gemeinwesen ohne die ihm angemessene Hilfe bleiben. Niemand wird gegen seinen Willen außerhalb seiner Region untergebracht. Regionale Versorgungsverpflichtung wird im verbindlich vereinbarten Gemeindepsychiatrischen Verbund umgesetzt. Darin übernehmen die SpDi eine zentrale Kernaufgabe, indem sie in ihrer sozialraumorientierten Verortung und Verankerung auch für psychisch kranke Menschen zuständig sind, die nicht mehr oder noch nicht in der Lage sind, sein können oder sein wollen, sogenannte höherschwellige Hilfen wie Betreutes Wohnen in Anspruch zu nehmen.

Aufgrund der verschiedenen Kernaufgaben der Sozialpsychiatrischen Dienste, wie sie vom Bundesweiten Netzwerk der SpDi formuliert und herausgegeben wurden (Albers & Elgeti 2024), stehen die SpDi in erster Linie in der Verantwortung, diesen Personenkreis in den Blick zu nehmen und ihn als vorrangige Aufgabe anzusehen.

Die Beschreibung und Erörterung dieser Arbeit erfolgt anhand von Fallbeispielen, die nicht immer zum Positiven ausgehen. Das professionelle Handeln kann durchaus auch scheitern und immer wieder wie bei Sisyphus' Aufgabe von Neuem beginnen. Es ist uns ein Anliegen, diese Situationen zu vermitteln und Handlungsempfehlungen zu formulieren, was jeweils aus unserer Sicht zu tun ist. Trotz »manch harter Kost« zeigt sich, wie lohnend, wichtig und wertvoll diese Arbeit aus verschiedenen Gründen ist, da mit Geduld, Durchhaltevermögen, Erfahrung, Kompetenz und Zuversicht immer etwas erreicht werden kann – selbst wenn es vermeintlich kaum wahrnehmbare Schritte sind.

Schwierige Konstellationen: Informationen, Erwartungen, Aufträge

Von wesentlicher Bedeutung und zentraler Wichtigkeit bzw. geradezu konstitutiv sind der Kontakt, der Aufbau einer Beziehung und die Entstehung von Vertrauen in der Beratung, Begleitung und Behandlung der psychisch erkrankten Menschen. Pointierter formuliert: Ohne eine gewisse Nähe und Beziehungsgestaltung wird sich die Arbeit mit psychisch erkrankten Menschen als äußerst schwierig erweisen. Um Zwangsmaßnahmen zu vermeiden, sind Nähe und Beziehung erforderlich und selbst zwangsweise Maßnahmen als Ultima Ratio schließen eine solche Beziehungsgestaltung nicht aus, sondern ein.

Selbstmeldung: Kontaktaufnahme gelingt zügig, aber …

Es ist eher unüblich, dass sich Betroffene von sich aus an den SpDi oder an das Hilfesystem wenden. Eine Selbstmeldung bedeutet allerdings nicht, dass der Fallverlauf, die Betreuung und das Ergebnis von vornherein günstig und positiv verlaufen, wie das folgende Beispiel zeigt. Herr Keller, ein junger Mann, 23 Jahre alt, stellte sich im Beisein seines zwei Jahre jüngeren Bruders im SpDi vor. Die beiden hätten durch den »Tag der seelischen Gesundheit« von Unterstützungsmöglichkeiten wie dem SpDi gehört und wollten sich nach Hilfen für Herrn Keller erkundigen. Auch wenn die Anzahl der Selbstmeldungen in der Arbeit der Sozialpsychiatrischen Dienste vergleichsweise selten ist, verdeutlicht der Fall von Herrn Keller, wie wichtig es ist, auch an diesen Fällen »dranzubleiben«, denn sie sind eben nicht immer »leichte« Fälle.

BEISPIEL

Herr Keller, als Hilfesuchender, und der ihn begleitende Angehörige kamen in die offene Sprechstunde des SpDi und baten um einen Beratungstermin. Beide berichteten von starker Antriebsarmut Herrn Kellers und von einer gedrückten Stimmung, die schon Monate anhalte. Derzeit lebe er bei einem weiteren, drei Jahre älteren Bruder. Mit seiner Mutter, bei der er gemeldet sei, wolle er eigentlich nichts zu tun haben, deshalb schlafe er auf der Couch des Bruders. Herr Keller wünschte sich eine eigene Wohnung und Unterstützung auf dem Weg zu einem selbstbestimmten Wohnen und Arbeiten.

Mit einem guten Zehnte-Klasse-Realschulabschluss hatte er eine Ausbildung angefangen, diese aber wegen zu vieler Fehlzeiten abgebrochen. Von Behandlungen oder seelischen Problemen berichtete er nichts. Es wurden verschiedene Schritte zur Unterstützung mit ihm überlegt, etwa der Vorschlag, einen Facharzt zur Diagnostik aufzusuchen und gegebenenfalls Medikamente zur Unterstützung zu erhalten. Ein Antrag auf Eingliederungshilfe nach Sozialgesetzbuch (SGB) XII (jetzt SGB IX, auch als Bundesteilhabegesetz, BTHG, bezeichnet) wurde besprochen, um Ziele in unterschiedlichen Lebensbereichen angehen zu können.

Doch stellten sich schnell Probleme ein. Bei einem ersten niedergelassenen Psychiater wurde Herr Keller mangels Kapazitäten nicht angenommen. Bei einem weiteren Psychiater nahm er die Termine nicht wahr. Den Antrag auf Eingliederungshilfe stellte Herr Keller mithilfe des SpDi. Ein Gespräch zur Begutachtung wurde mit dem Arzt im SpDi geführt. Dieser stellte eine mittelgradige Depression und Anpassungsstörungen fest. Ein Verdacht auf weitere Störungen bestand nicht. Eine Unterstützung in Form des ambulanten Betreuten Wohnens durch das Sozialamt wurde bewilligt. Des Weiteren wurden Hilfeplangespräche mit dem zuständigen Jobcenter hinsichtlich unterstützender Maßnahmen zum Erwerb

eines Berufsabschlusses angeregt. Hierzu gab es verschiedene Anläufe für eine Begutachtung nach dem SGB II zur Frage der Leistungseinschätzung.
Herr Keller erhielt recht zügig eine Wohnung und wurde dort durch die Eingliederungshilfe bei der Verselbstständigung unterstützt. Mit ihm und den Kolleg*innen der Eingliederungshilfe wurde vereinbart, dem SpDi zum Stand der Entwicklung der Hilfe(n) Bescheid geben zu dürfen. Zu diesem Zeitpunkt waren die Aufgaben des SpDi mit der Vermittlung in Hilfen des ambulanten Betreuten Wohnens, der Leistungsdiagnostik im Jobcenter und mit der Sensibilisierung für die Lage des jungen Mannes erfolgreich erledigt.
Nach sechs Monaten wurde im Rahmen der quartalsweise stattfindenden Dienstberatungen mit dem örtlichen Träger der Eingliederungshilfe bekannt, dass Herr Keller die Termine zur Unterstützung wenig bis gar nicht mehr wahrnahm. Die Kolleg*innen gaben an, er würde sich sehr zurückziehen und den Aufgaben zur Führung eines eigenen Haushalts nicht gerecht werden (können). Nachbarn beschwerten sich regelmäßig über vor der Wohnungstür gelagerte Mülltüten und ungewöhnliches Scharren in der Nacht.
Sowohl die Kolleg*innen des Leistungserbringers als auch des SpDi bemühten sich, die Kontakte aufrechtzuerhalten bzw. wieder zu intensivieren. Allerdings wurden diese »Andockversuche« immer schwieriger. Bei Terminen, an denen Herr Keller anzutreffen war, sprach er nicht bzw. antwortete nur mit Ja oder Nein. Auf offene Fragen oder Gesprächsangebote ging er nicht ein. Ihm wurde zu diesem Zeitpunkt mehrfach erklärt, er würde seine Wohnung nicht halten können, wenn er sich nicht aktiv um einen einigermaßen wohnfähigen Lebensstil bemühe.
Das Sozialamt bewilligte die Eingliederungshilfe in enger Abstimmung mit allen unterstützenden Beteiligten trotzdem weiter, obwohl sich die Situation zuspitzte, denn bisweilen entwickelten sich

regelrechte abstruse »Weglaufsituationen«, wenn Kolleg*innen des Leistungserbringers mit ihm sprechen und arbeiten wollten. Immer häufiger rannte er einfach davon, wenn ein Kontakt mit ihm aufgenommen worden war. Dabei achteten SpDi und Leistungserbringer darauf, dass es jeweils die Bezugspersonen, die Herr Keller zuvor gut angenommen hatte, waren, die als Unterstützer*innen mit ihm den Kontakt aufnahmen.

Eine enge, kooperativ funktionierende Arbeit im Netzwerk ist für die sozialpsychiatrische Arbeit in der Gemeinde unerlässlich. Kein Dienst funktioniert allein. Und so war es für eine Zeit lang gut und wichtig, dass das Sozialamt die Hilfe weiterbewilligte, obwohl formal die Stunden und Kontakte kaum abgerechnet werden konnten. Gleichzeitig aber nahm Herr Keller durch die intensive Netzwerkarbeit zur Besprechung des Falls viel Zeit der Planung und Reflexion in Anspruch.

BEISPIEL (FORTSETZUNG)

Trotz aller Bemühungen verlor Herr Keller eineinhalb Jahre nach Unterschrift unter den Mietvertrag seine Wohnung. Wollte man mit ihm sprechen, fand man ihn am ehesten bei seiner Mutter. Obwohl er auch mit ihr kaum sprach, schien sie ihm Halt geben zu können, sodass er nicht auf der Straße landete. Laut Angaben der Mutter – und dies konnten wir als Besuchende über Jahre mitverfolgen – bestand das ambivalente Gefühl und Verhalten von Herrn Keller ihr gegenüber weiter: Einerseits wollte er zu ihr keinen richtigen Kontakt und wollte von ihr und auch anderen wenig gestützt werden, andererseits war sie wenigstens ein, wenn nicht *der* wichtigste Haltepunkt und Anker für ihn.

Auch für den SpDi wurde die Mutter zu einer wichtigen Bezugsperson, um den Kontakt zu Herrn Keller zu halten und ein wenig von seiner Lebenssituation erfahren zu können. Sie war im wahrsten

Sinne des Wortes die Türöffnerin. Selbst wenn er weiterhin bei Kontaktversuchen mit uns nicht sprach, ließ sie uns in die Wohnung und berichtete jeweils zum Stand der Dinge und von den Sorgen um ihren Sohn.

Im Team hatten wir uns zu diesem Zeitpunkt und auch auf Bitten der Mutter und Geschwister dazu entschlossen, das Bemühen um Kontakt und Begegnung mit Herrn Keller aufrechtzuerhalten. Die Ambivalenz zwischen Veränderungswunsch, seiner inneren Not und dem Störungsgeschehen wurde allen, die ihm begegneten, überdeutlich. Dennoch konnten wir uns immer wieder nur darum bemühen, Ansätze zur Begegnung nicht abreißen zu lassen. Begleiterscheinungen in der Anbahnung und dem Aufrechterhalten von Beziehungen zu dieser Klientel sind häufig, Unsicherheiten zwischen Nähe und Distanz, Aufträge zwischen Hilfe und Kontrolle aushalten zu können und, so gut es geht, dabei mitzuschwingen (Ambiguitätstoleranz).

Es stellte sich im Verlauf der Begleitung und Hilfen die Frage, ob die Diagnose einer Depression ausreichend gewesen war oder ob nicht das Leid von Herrn Keller weitaus differenzierter gelagert war.

BEISPIEL (FORTSETZUNG)

Die Ärzte des SpDi absolvierten über Jahre Hausbesuche bei Herrn Keller. Leider gab es in diesem Zeitraum im SpDi keine konstante fachärztliche Vollzeitbegleitung, die ähnlich wie im Bereich der Sozialen Arbeit regelmäßig den Verlauf hätte beobachten, dokumentieren und reflektieren können, um zu einer gesicherten diagnostischen Entscheidung hinsichtlich des Störungsbildes kommen zu können.

Herrn Kellers Allgemein- und Ernährungszustand wurde zusehends schlechter. Er sprach nicht, wechselte nicht mehr die Kleidung, pflegte sich nicht, aß zu Hause nur noch einseitige Kost, die er, wenn überhaupt, allein zubereitete. Über die Jahre aß er am häufigsten Tiefkühlpizza, die vorab niemand berühren durfte, auch nicht seine Mutter. Alkoholkonsum kam hinzu, wenngleich er nie jemandem gegenüber handgreiflich wurde; er war immer ruhig und angepasst. Seine Motorik und Mimik waren eingeschränkt.

Nach weiteren zwei Jahren übernahm seine Mutter die rechtliche Betreuung für ihren Sohn. Er selbst stellte grundsätzlich keine Anträge mehr. Leistungen nach Sozialgesetzbuch II musste sie für ihn beantragen. Selbst wenn er mal zu einem Termin erschien, sprach er nicht. Weitere zwei Jahre später kam es zu Hause zu einem Vorfall, sodass die Mutter ihren Sohn in die Notaufnahme der zuständigen Klinik brachte. Herr Keller ließ dies zu. Er kam zur Diagnostik und Stabilisierung auf die Akutstation der Psychiatrie. Dort wurde die Verdachtsdiagnose »paranoide Schizophrenie« gestellt. Leider verließ Herr Keller nach drei Tagen das Krankenhaus ohne Abstimmung und ließ es auch nicht zu, eine stationäre Behandlung oder überhaupt eine Behandlung oder Unterstützung in die Wege zu leiten.

In Hilfegesprächen mit der Mutter, aber auch im Beisein der Brüder wurde mehrfach darauf hingewiesen, dass es sinnvoll sein könnte, Herrn Keller in eine psychiatrische Klinik einzuweisen, gegebenenfalls auch gegen seinen Willen, um dort Hilfe und Unterstützung zu erhalten.

Seine Mutter als rechtliche Betreuerin lehnte diese Überlegung sechs Jahre lang ab. Herr Keller selbst wirkte nie mehr mit. Er lief weiterhin bei Versuchen zur Begegnung davon. Der Sozialpsychiatrische Dienst hatte in diesem Verlauf jeweils in Zeitabständen von drei Monaten den Kontakt zur Familie gehalten und sich stets bemüht, auch mit Herrn Keller zu sprechen. Selten kam es wirklich zu Begegnungen, die länger als ein paar Minuten dauerten. Mal zeigte er sein Zimmer, einmal ließ er sich von der Kollegin des SpDi, die ihn besuchte, spontan die Haare schneiden, meist aber lief er einfach wortlos aus der Wohnung, wenn wir kamen.

Nach diesen sechs Jahren wurde bei einem Krankenhausaufenthalt in der örtlichen psychiatrischen Klinik die Verdachtsdiagnose der paranoiden Schizophrenie bestätigt. Seine Mutter gab zu diesem Zeitpunkt die rechtliche Betreuung an eine Berufsbetreuerin ab. Herr Keller war inzwischen in einem sehr schlechten Allgemein- und Ernährungszustand, sodass er wegen akuter Selbstgefährdung eingewiesen wurde.

Seine Mutter hatte zu diesem Zeitpunkt nicht nur Sorge um ihren Sohn, sondern auch um sich selbst. Herr Keller machte ihr Angst. Er hatte Steckdosen in der Wohnung und am Herd manipuliert. Sprach sie ihn darauf an, antwortete er sehr wirr. Sie entwickelte Ängste, dass er ihr gegenüber gewalttätig werden könnte. Mit »Beschluss« nach PsychKG wurde Herr Keller für eine geplante Unterbringung über sechs Wochen mit Medikamentengabe in der psychiatrischen Klinik untergebracht. Dies hatte die Betreuerin mit Unterstützung des SpDi in die Wege geleitet.

Die Medikamente schlugen insofern an, dass man sich nach drei Wochen wieder mit ihm unterhalten konnte. Endlich antwortete er. Er konnte kurze Kontakte aushalten und bisweilen freute er sich sogar über den Besuch in der Klinik. Er wolle in einer eigenen Wohnung leben, erklärte er nun wieder, denn darin sah er sein größtes Problem. Vieles sei anders gelaufen, sagte er, wenn er immer hätte allein leben können. Eine weitere Reflexion mit ihm war zu diesem Zeitpunkt (noch) nicht möglich.

Nach vier Wochen flüchtete er aus der Klinik. Eine Suche nach ihm und die Rückführung in die Klinik zur weiteren Behandlung wurden seitens der Klinik als nicht notwendig erachtet, auch wenn der SpDi dieser Entscheidung widersprach und dabei auf die positive Entwicklung schon in der kurzen Zeit des Aufenthalts hinwies. Die behandelnden Ärzte lehnten dies ab, sie bescheinigten ihm einen guten Verlauf der Behandlung und argumentierten, es könne ambulant weitergearbeitet werden. Das Gericht hob auf Antrag der Klinik im nächsten Schritt den Beschluss der Unterbringung auf und entließ Herrn Keller auch offiziell nach Hause.

Erneut kehrte er für ein Jahr zur Mutter zurück. Eine weitere Medikation lehnte er ab. Ambulante fachärztliche Behandlung kam wiederum nicht zustande. Herr Keller nahm für ihn vereinbarte Termine nicht in Anspruch und Hausbesuche wurden vom niedergelassenen Psychiater abgelehnt. Wollten wir mit ihm sprechen, lief er davon.

Ein weiteres Jahr später zog er in eine Wohnstätte für chronisch psychisch kranke Erwachsene in einer nahegelegenen Stadt. Seine Mutter hatte angegeben, sie könne nicht mehr mit ihm leben.

Die Begleitung von Herrn Keller macht deutlich: Auch ein vermeintlich einfacher Beginn durch Selbstmeldung heißt nicht, dass eine lineare positive Entwicklung hin zur Genesung erfolgt. Und auch die Ultima Ratio in der Fallgeschichte einer Unterbringung nach PsychKG wegen Eigen- und/oder Fremdgefährdung mit Verabreichung einer Medikation kann eine Veränderung bewirken, *muss* es aber nicht – und schon längst nicht den ersehnten Erfolg einer dauerhaften vollständigen Genesung liefern.

Im SpDi-Team wurde viele Male über Jahre über die Möglichkeit, vielleicht auch die Notwendigkeit einer Zwangsunterbringung zur Heilbehandlung diskutiert und auch mit der Mutter als rechtlicher Betreuerin und dem zuständigen Betreuungsgericht gerungen. Immer wieder stellte sich die Frage, ob Herr Keller nicht sogar das Recht auf die Verantwortungsübernahme durch einen Eingriff in seine persönliche Integrität und Freiheit erhalten müsse. Gerade nachdem die Hypothese sich entwickelte und später in der Klinik bestätigt wurde, dass es sich doch um eine Diagnose aus dem schizophrenen Formenkreis handelte. Die zuständigen Institutionen lehnten dies lange ab und der SpDi begleitete diese

Entscheidungen stets kritisch, entschied sich letztlich aber immer gegen einen Widerspruchs- oder sogar Klageweg. Das Wohl und die Stärkung der Kooperation des Netzwerks zur Hilfe für Herrn Keller und auch für sein soziales Umfeld standen in diesem Fall im Vordergrund, resultierend aus der Einschätzung, dass ein zwangsweiser Eingriff mit Zuführung zur Medikation keinen Erfolg gebracht hätte, bestenfalls kurzfristig. Dies war aber nicht festzustellen. Die Gewissheit auf Genesung durch Medikation gibt es bei psychischen Erkrankungen dieser Konstellation nicht. Und auch »das System« verantwortlich zu machen und eine Schuld zu verteilen ist eine zu einfache Lösung existenzieller komplexer Problemlagen.

Dies zeigte Herr Keller eindrücklich selbst in der Klinik. Nach vier Wochen in der Unterbringung und Einnahme einer Medikation gab es zwar eine etwas bessere Möglichkeit für ihn, um sich zu konzentrieren und mit einem Gegenüber in Kontakt gehen zu können. Zu diesem Zeitpunkt gingen wir öfter im Garten spazieren, aber dennoch lief er aus der Klinik weg und verweigerte dadurch die weitere Behandlung. Es war *mit* Medikation sogar sein aktiv bekundeter Wille, einen anderen Weg einzuschlagen.

Dieser Fall kann und soll zeigen: Wir begleiten Menschen in existenziellen Lebenslagen, zum Teil auch nach vermeintlich einfachem Beginn, manchmal über viele Jahre hinweg. Die *eine* Lösung, die für alle Fälle gilt oder die es für den einen Fall und die eine Konstellation *immer* gibt und Erfolg bringt, gibt es nicht. Es war und ist manchmal schwer auszuhalten, auch einen jungen Menschen wie Herrn Keller zu begleiten, der doch eigentlich alle guten Voraussetzungen hatte, den Schulabschluss, das sich kümmernde Umfeld, die Mutter und Geschwister, die zu ihm stehen, die bewilligte Wohnung; das Amt, das trotz seines Weglaufens sogar weiter die Hilfe bewilligt und zahlt, die Dienste, die sich kümmern, und trotzdem …

Die Aufgaben der Sozialpsychiatrischen Dienste gehen oftmals weit über die Beratung und Begleitung bei direkten Anfragen hinaus.

Sie umfassen die langfristige Unterstützung von Menschen mit psychischen Erkrankungen, indem Beziehungskontinuität sichergestellt und der Kontakt auch in schwierigen Lebensphasen, zum Beispiel während einer stationären Behandlung oder bei Ablehnung von Kontakten, zu halten versucht wird. Dieses »Kontakthalten« und »Dranbleiben« sind essenziell, um eine stabile Beziehung zu den Klient*innen aufzubauen. Dabei kann auch das aktive Abwarten oder die Arbeit mit Zufällen unterstützend wirken, wenn der Dienst im Hintergrund immer wieder die Situation prüft, um mit Angehörigen, Institutionen und Netzwerkpartnern im Gespräch zu bleiben, damit flexibel auf Veränderungen in den Lebenssituationen der Klient*innen reagiert oder auch mit unvorhergesehenen Entwicklungen gearbeitet werden kann – natürlich immer im Rahmen von Datenschutz und Schweigepflicht.

Es gilt in den sozialpsychiatrischen Hilfen immer, sensibel, fachlich kompetent und dabei doch auch menschlich, fröhlich und neugierig sowie sich bewusst zu sein, dass bei allem Ringen um Lösungen es doch der eigene Weg der Begleiteten ist, den wir mit Respekt und Akzeptanz, kritisch und auch selbstkritisch reflektierend begleiten dürfen. Niemanden zurückzulassen, und zwar weder Betroffene noch Angehörige, ist eine geltende Maxime der Sozialpsychiatrie.

Dritte wenden sich an den Sozialpsychiatrischen Dienst

Die große Mehrheit der Informationen, Anfragen und Aufträge erreicht uns über Dritte. Dabei handelt es sich zum einen um das direkte Umfeld (An- und Zugehörige wie Nachbar*innen, Freund*innen, Bekannte, Kirchengemeinden etc.), zum anderen geht es um Anfragen aus unterschiedlichen Institutionen, und zwar sowohl aus psychiatriespezifischen Hilfen (Kliniken, niedergelassene Nervenärzt*innen, Institutsambulanzen etc.)

als auch nichtpsychiatrischen Hilfen (Dienste und Einrichtungen wie Allgemeine Sozialdienste, Beratungsstellen etc.), ebenso wie vom Amt für öffentliche Ordnung oder auch von der Polizei (Tätigkeitsberichte). Bei Anfragen über Dritte ist die Herstellung des Kontakts und einer Beziehung nicht grundsätzlich schwieriger als bei Selbstmelder*innen.

Dass Anfragen vorrangig über Dritte erfolgen, hängt in erster Linie damit zusammen, dass der Sozialpsychiatrische Dienst für sein jeweiliges Einzugsgebiet in allen Bundesländern die Funktion der ambulanten Grundversorgung innehat. Das heißt: Der SpDi kann keine Anfrage abweisen, sondern muss umgehend und zügig abklären, ob er für die jeweilige Anfrage zuständig ist oder nicht. Bei Nichtzuständigkeit erfolgt die Vermittlung an eine angemessene Hilfe. Bei diesen Anfragen stellt sich von vornherein die Frage nach dem Datenschutz, das heißt die Aufgabe eines sensiblen und wachsamen Umgangs mit den Daten. > Datenschutz, Seiten 141 f.

Hier einige typische Beispiele für solche Anfragen:

BEISPIEL

Dem SpDi wurde die 28-jährige Frau Kemper erstmals durch Anruf des Jugendamts bekannt. Anlass war der Wunsch der fallführenden Person, dass der SpDi hinzukommen solle, falls das für den Folgetag geplante Hilfeplangespräch entgleisen würde. In dem Gespräch sollte Frau Kemper mitgeteilt werden, dass das Jugendamt eine Opioidentwöhnung in einer Mutter-Kind-Einrichtung nicht unterstütze, sondern wolle, dass die sechs Monate alte Tochter während der Entwöhnung in der Pflegefamilie bleibe. Die Option, den SpDi dazuzuholen, wurde dann vom Jugendamt aber nicht genutzt.

Ein Jahr später meldete sich ein Verwandter von Frau Kemper, einige Wochen darauf meldeten sich auch ihre Eltern und wiesen auf die sich verschlechternde psychische Situation und den drohenden Wohnungsverlust hin. Bei einem daraufhin durchgeführten

Hausbesuch kam es zu einem positiven Kontakt und Frau Kemper vereinbarte Folgetermine, die sie dann auch wahrnahm, brach dies dann jedoch nach dem dritten Mal ab und war in der Folge trotz der immer näher rückenden Räumung gar nicht mehr zu erreichen.

Dieses Beispiel zeigt, dass auch Personen im Blick behalten werden sollten, zu denen zunächst noch gar kein Kontakt nötig erscheint, zum Beispiel weil sich eine andere Stelle zuständig fühlt. > Frau Kemper, Seiten 69 f.

BEISPIEL

Ursprünglich meldete sich das Sozialamt beim SpDi mit der Bitte, sich um einen neuen Klienten zu kümmern. Daraufhin wurde dieser als Erstes zu einem Gespräch eingeladen, und er erschien auch zum vereinbarten Termin. Herr Wohner berichtete, dass er eine begleitende Hilfe benötige. Er habe Schwierigkeiten, sein Geld einzuteilen. Er habe eine eigene Wohnung und kümmere sich um die häuslichen Angelegenheiten selbst. Er brauche vor allem Unterstützung bei der Tagesstrukturierung, der Freizeitgestaltung, der Klärung der beruflichen Perspektiven sowie der Koordinierung von Terminen und wünsche sich entlastende Gespräche. Eine Kontaktherstellung zu einem freien Träger (Leistungserbringer) wurde vereinbart.

Aus dem im Weiteren vom Leistungserbringer erstellten Behandlungs- und Rehabilitationsplan für eine ambulante Eingliederungsmaßnahme (Betreutes Wohnen) ging hervor, dass Herr Wohner sehr still, ängstlich, introvertiert und verschlossen gewirkt habe. Er lebte zurückgezogen und hatte außer der Familie kaum stabile soziale Kontakte. Er selbst habe sich als das Sorgenkind der Familie (als jüngstes von drei Geschwistern) beschrieben. Die Eltern seien geschieden. Außerdem sei er Neuem und Unbekanntem gegenüber sehr ängstlich. An vertrauten Orten fühle er sich verwurzelt, könne sich aber nur sehr schwer lösen. Ein Umzug aus der alten Wohnung stand bevor, da sie modernisiert werden musste. Die neue Wohnung musste jedoch auch erst noch komplett renoviert werden. Er habe sich entschlossen, dies aus eigener Kraft mit familiärer Hilfe zu realisieren.

Bei Herrn Wohner zeigte sich, dass sich hinter einem zunächst isolierten Wunsch (hier nach Hilfen bei der finanziellen Haushaltsführung) durchaus komplexere Schwierigkeiten auftun können. Vorsicht also vor der allzu zügigen »Abarbeitung« eines Einzelproblems. > Herr Wohner, Seiten 74 f.

BEISPIEL

Erstmals meldete sich der Vater von Frau Reis telefonisch beim Sozialpsychiatrischen Dienst: Er mache sich große Sorgen um seine Tochter (28 Jahre alt), er habe inzwischen die Verbindung zu ihr verloren, was eine völlig neue Erfahrung für ihn war. Er wusste nichts mehr über ihren Aufenthaltsort und war sehr um ihr Wohlergehen besorgt. Seit der späten Schulzeit habe sie Probleme und etwa in der Mitte der zehnten Klasse sämtliche Sozialkontakte abgebrochen.
Die Aufgabe des SpDi zu diesem Zeitpunkt war, ihn zunächst eingehend zu den verschiedenen Möglichkeiten der Behandlung, Beratung, Betreuung und gegebenenfalls zur Überleitung in eine Eingliederungshilfe aufzuklären. In mehreren persönlichen Gesprächen berichtete Herr Reis über das bisherige Leben seiner Tochter, sodass allmählich ein Gesamtbild ihrer Entwicklung aus Sicht des Vaters entstand. Er wirkte dabei zunehmend überfordert mit der Bewältigung der komplizierten Situation. Eine unmittelbare Kontaktaufnahme mit Frau Reis war aufgrund ihres »Abtauchens« nicht möglich. Daher konzentrierte sich die Betreuungsarbeit zunächst auf die Unterstützung des Vaters, allerdings bei weiteren Schritten hin zu einer psychischen Stabilisierung seiner Tochter.

Es kann sich bei Anfragen durchaus zeigen, dass zunächst einmal der*-die anfragende Dritte Unterstützung braucht; Familienangehörige und andere Partner*innen können mit ihren Bewältigungsversuchen am Ende und mit der Gesamtsituation überfordert sein, während sich die psychisch erkrankte Person erst einmal mit ihrem Leben »eingerichtet« hat. > Frau Reis, Seiten 84 f.

Funktion und Aufgabe niederschwellig arbeitender Dienste der ambulanten Grundversorgung wie auch ethisch-fachliche Gründe erfordern die Annahme und differenzierte Abklärung der Anfragen auch Dritter. Dasselbe gilt natürlich für Selbstmelder*innen. Immer geht es darum, umfassend zu prüfen und zu klären, worin die Anfrage besteht und wer in wessen Auftrag und Interesse handelt. Selbstverständlich steht dabei im Vordergrund, mit der anfragenden Person (privat oder Institution) gemeinsam zu eruieren, welche Verantwortlichkeiten und Zuständigkeiten der jeweiligen psychiatrischen Hilfe aus der Anfrage abgeleitet und festgelegt werden können bzw. müssen.

AUFTRAGSKLÄRUNG Die Klärung des Auftrags bewegt sich grundsätzlich in einem Spannungsverhältnis: Einerseits kann immer wieder die Erfahrung gemacht werden, dass man Gefahr läuft, von verschiedensten Organisationen, Institutionen und Privatpersonen instrumentalisiert zu werden. Das heißt, dass sie womöglich das Unangenehme, das Unbequeme, das Schwierige beim SpDi »abzuladen und abzustellen« versuchen. Es ist gemeinhin bekannt, dass dieser Dienst so etwas Ähnliches wie die Funktion »des Schleppnetzes am Boden« erfüllt. Hinter oder unter ihm kommt nichts mehr – außer der Wohnungslosenhilfe.

Gleichzeitig besteht auf der Seite der Sozialpsychiatrischen Dienste, und zwar aus unterschiedlichen Gründen wie Personalmangel, eine manchmal noch zu beobachtende »Behördenkultur« von Abgrenzung und Abweisung sowie auf der Suche nach der Legitimation der Nichtzuständigkeit ein Hang dazu, eine eigentlich unzulässige Zurückweisung der Verantwortung zu praktizieren. Damit bleibt die anfragende Person oder Institution mit ihrem Hilfegesuch und dem dahinterstehenden Problem allein.

Es kommt darauf an, (selbst-)kritisch-reflexiv, also professionell im besten Sinn, mit der Anfrage umzugehen, Antworten zu suchen (Kooperation statt Abgrenzung) und die nicht selten auftretende Situation des »Zwischen-den-Stühlen-Sitzens« konstruktiv zu gestalten. Zumindest muss die anfragende Person gerade bei schwierigen, komplexen, unübersichtlichen Situationen, die nicht leicht aufzulösen und zu bewältigen sind, erfahren, dass sie nicht allein gelassen wird und eine gemeinsame, verantwortungsvolle und ernsthafte Prüfung und Gestaltung der Situation in Gang gesetzt wird.

ABBILDUNG 1

Von der Information zur Aktion

Anfrage / Information

Krise
mit sofortigem Handlungsbedarf

Möglichst detaillierte Klärung
- Fragestellung
- Aktuelle Situation
- Begleitumstände
- Umfeldressourcen
- Vorgeschichte etc.

Beratungsbedarf
innerhalb einer Woche

Prüfung der Zugangswege und Ressourcen
(unter Berücksichtigung möglicher Gefährdungen)

Kontaktaufnahme
(Arzt, Sozialpädagoge etc. – allein*, zu zweit, mit Polizei?

Kontaktaufnahme
(Arzt, Sozialpädagoge etc.?)

Vor Ort
- Situation klären
- Diagnostische Einschätzung
- Krankheits-/Behandlungseinsicht
- Ressourcen
- Gefährdungseinschätzung

Hausbesuch
- Situation klären
- Diagnostische Einschätzung
- Krankheits-/Behandlungseinsicht
- Ressourcen
- Gefährdungseinschätzung

Im Amt
- Situation klären
- Diagnostische Einschätzung
- Krankheits-/Behandlungseinsicht
- Ressourcen
- Gefährdungseinschätzung

Am Telefon
- Situation klären
- Diagnostische Einschätzung
- Krankheits-/Behandlungseinsicht
- Ressourcen
- Gefährdungseinschätzung

*ist nur in Ausnahmefällen bei fehlenden personellen Ressourcen vertretbar

Gelingender Kontakt nach vielfältigen Bemühungen und Anstrengungen

Bei dieser Kategorie von Kontakten handelt es sich um eine Gratwanderung zwischen Zustimmung und Ablehnung aufseiten der anfragenden Person. Dies bedeutet, dass einerseits die jeweilige betroffene Person nicht von sich aus den Kontakt sucht, sie sich aber andererseits zunehmend bei entsprechendem Eingehen auf Grenzen, Interessen und Bedürfnisse auf einen stabilen Kontakt und schließlich auf eine kontinuierliche Arbeitsbeziehung einlassen kann. Es gilt also, trotz vielfältiger Anstrengungen die anfänglichen Hindernisse zu überwinden.

Fantasie, Kreativität und Geduld sind gefragt, nicht selten auch ist es nötig, in Verbindung damit Rückschläge oder zumindest weiter hinzukommende Hindernisse und Umwege auszuhalten. Gleich in der Anfangsphase die psychische Erkrankung anzusprechen oder gar darauf zu insistieren, würde zu einer mehr oder weniger brüsken Ablehnung führen. Hier wiederum kommen zwei miteinander zusammenhängende Faktoren zum Tragen: Zum einen fällt es vielen dieser Menschen schwer, sich nach außen (und auch nach innen) als psychisch krank zu definieren und die psychische Erkrankung in die Bewältigung und Gestaltung des Alltags zu integrieren. Zum anderen stehen die prekäre Lebenslage und die häufig von Hindernissen geprägte Lebensführung im Vordergrund, die es den Menschen erschwert, ihren unsicheren und zerbrechlichen Alltag zufriedenstellend zu bewältigen.

Materielle Notlagen, Wohnungsnot oder zumindest unsichere Wohnverhältnisse, Konflikte mit den Nachbar*innen, körperliche Erkrankungen, Probleme mit der Ernährung, Konflikte mit Behörden, Überforderung bei Antragstellungen in Verbindung mit defizitären Versicherungen und Absicherungen und nicht selten Einsamkeit und Isolation, all das bestimmt das Leben des angesprochenen Personenkreises. Die Gemengelage an schwierigen Lebensverhältnissen verlangt von den Mitarbeitenden der sozialpsychiatrischen Einrichtungen und Dienste deshalb die Orientierung an einem schwer zu bewältigenden bis unzumutbaren Alltag. Gleichzeitig liegen darin aber auch die Chance und die Gelegenheit, über die prekären Lebenslagen Einstiegsmöglichkeiten in einen Kontakt zu finden und Misstrauen und eine potenziell ablehnende Haltung zu überwinden, um im Vordergrund stehende, akute Probleme gemeinsam anzugehen (dazu Obert 2001; Thiersch 2020).

Zwei prototypische Beispiele für die Verläufe lassen sich im Folgenden beschreiben: einerseits Kontakte, die über einen längeren Zeitraum hinweg fragil und wechselhaft bleiben, »auf des Messers Schneide stehen«, andererseits Kontakte, die zunehmend stabil werden und von Kontinuität geprägt sind.

Kontakt bleibt fragil und wechselhaft

Fürsorgliche Beobachtung

In der Arbeit des Sozialpsychiatrischen Dienstes tauchen auch Menschen auf, deren innere Instabilität im Betreuungsverlauf zu einer hohen Wechselhaftigkeit führt. Manchmal ist dann selbst nach langer Zeit nicht viel mehr möglich, als in einer hinreichenden Distanz eine fürsorgliche Beobachterposition einzunehmen.

BEISPIEL

Das Jobcenter bittet den SpDi, Kontakt mit Herrn Wagner (58) aufzunehmen. Herr Wagner leidet an einer chronischen affektiven Störung, an Herzinsuffizienz, an COPD (chronisch obstruktive Lungenerkrankung) und an einer Alkoholsucht, ist aber in keiner ärztlichen Behandlung. Er wohnte lange mit seiner Mutter zusammen in ihrem Haus mit mehreren Mietwohnungen, diese ist jedoch seit einiger Zeit im Pflegeheim, weshalb das Haus verkauft wurde. Der neue Besitzer möchte, dass Herr Wagner in eine kleinere Wohnung innerhalb des Hauses umzieht (was dieser nicht wollte), und insistiert darauf, weil Herr Wagner keinen eigenen Mietvertrag und die Miete an seine Mutter entrichtet habe.

Herr Wagner möchte am liebsten ganz aus dem Haus ausziehen, was sich allerdings als sehr schwierig erweist. Außerdem müsste er sich den Umzug erst durch das Jobcenter genehmigen lassen. Dazu kommt, dass er durch Coronamaßnahmen seine Mutter nicht sehen kann und mit der Trennung von ihr nicht zurechtkommt. Sie ist sein einziger sozialer Bezug. Es stellt sich heraus, dass er schon vor Beginn der Betreuung durch den SpDi den Mietvertrag für die andere Wohnung im Haus unterzeichnet hatte, den Vertrag aber nicht vorliegen hat, sodass letztendlich nicht zu verhindern ist, dass er aus der Wohnung, die er mit der Mutter bewohnt hat, ausziehen muss.

Die Kommunikation mit Herrn Wagner ist schwierig, denn er hat zwar ein Handy, ist aber trotzdem sehr schwer zu erreichen. Der Kontakt reißt ab, obwohl die Situation ungeklärt bleibt. Die Mitarbeiterin des SpDi schreibt ihm, dass er sich melden solle. Die Sachbearbeiterin vom Jobcenter ist ebenfalls besorgt und meldet sich immer wieder beim SpDi, wenn Herr Wagner seine Termine nicht wahrgenommen hat und sie ihn nicht erreichen kann. Er nimmt schließlich wieder Kontakt auf und kann weiter unterstützt werden. Das Jobcenter nimmt nach Absprache eine monatliche Geldeinteilung vor.

Schon bald wird Herr Wagner in seinem Stadtteil auffällig, eine Mitarbeiterin der Kirchengemeinde meldet sich, er gehe in seinem Stadtteil bettelnd von Tür zu Tür und magere zunehmend ab. Helfende Institutionen und Personen wenden sich an den SpDi, weil sie zu ihm keinen Zugang finden. Die Mitarbeiterin des SpDi bringt

ihm in der Folge immer wieder Esspakete vorbei und gibt ihm Lebensmittelgutscheine, damit er das Geld nicht allein für Tabak und Alkohol ausgeben kann.
Der Vermieter droht inzwischen mit einem Rechtsstreit, weshalb der SpDi den Kontakt zum Mieterverein herstellt, damit Herr Wagner durch einen Anwalt vertreten werden kann, allerdings muss dazu ein Antrag auf Prozesskostenhilfe gestellt werden. Der SpDi versucht zunächst, die Wohnsituation zu klären und zu beruhigen. Der Klient entzieht sich, indem er wieder einmal nicht erreichbar ist. Die Kollegin des SpDi lässt sich jedoch nicht entmutigen und sucht regelmäßig den Kontakt. Niedrigschwellig, also ohne Anforderungen an ihn zu stellen, geht sie bei ihm vorbei und bringt ihm zu essen. Der Kontakt kommt wieder zustande, sodass schließlich doch noch ausgehandelt werden kann, ein weiteres halbes Jahr die Wohnung nutzen zu können.

Hilfen für Menschen, die offensichtlich Unterstützung oder eine Behandlung brauchen, sich aber nicht helfen lassen wollen, müssen über das übliche Beratungsangebot hinausgehen, etwa mittels Hausbesuchen, bei denen man vermeintlich »nur« Essen vorbeibringt. Hausbesuche erlauben einen Blick in die Lebenswelt der Betroffenen, was das Verständnis vertiefen und neue Handlungsmöglichkeiten eröffnen kann oder die Notwendigkeit des sofortigen Eingreifens sichtbar macht.

Wenn es um Menschen geht, die verelendet, verzweifelt, krank und unserer Einschätzung nach in unwürdigen Umständen leben, sind niedrigschwellige Hilfen Handlungen, die ohne Bedingungen angeboten bzw. ohne Vorleistung immer wieder zur Verfügung gestellt werden. Diese Vorgehensweise kann einen Zugang ermöglichen.

In solchen schwierigen Lebensumständen ist es hilfreich, wenn eine Person sich als Koordinator*in aller Beteiligten, die unterstützen wollen, zur Verfügung stellt. Der Sozialpsychiatrische Dienst bietet sich als diese

Schnittstelle an durch seine Verpflichtung zur Grundversorgung, die aus dem gesellschaftlichen Auftrag hervorgeht, sich um die Schwächsten zu kümmern.

BEISPIEL (FORTSETZUNG)

In der Zwischenzeit ist die Mutter von Herrn Wagner im Pflegeheim verstorben. Nun ist er ganz allein, hat keine sozialen Kontakte mehr. Er verliert endgültig seinen Anker im Leben. Außerdem erbt er eine größere Summe. Seine Mietschulden möchte er damit aber nicht begleichen und auch Betreutes Wohnen zieht er nicht in Betracht, da er das Wohnen selbst finanzieren müsste.

Seine körperliche Versorgungssituation verbessert sich, er geht regelmäßig beim Metzger etwas essen, allerdings trinkt er auch viel Alkohol. Der Kontakt bleibt bestehen aufgrund des hartnäckigen Nachgehens durch den SpDi in enger Zusammenarbeit mit dem Sozialamt wegen drohenden Wohnungsverlusts. Auch der Mieterverein ist noch an der Sache beteiligt. Die Mietschulden von Herrn Wagner sind immens, da er seit seiner Erbschaft keine Miete mehr bezahlt hat. Völlig unvermittelt findet er eine Wohnung im selben Stadtteil. Richtig glücklich wird er aber auch dort nicht, die Wohnung sei viel zu klein, bei nur vierzig Quadratmetern fühle er sich eingeengt, bekomme keine Luft.

Bei einem Besuch durch den SpDi wird festgestellt, dass er aufgrund seines regelmäßigen und starken Alkoholkonsums eher desaströs lebt: Er schläft auf einer Matratze, hat die Kartons seit dem Umzug vor rund einem Jahr nicht ausgepackt und die Wohnung ist völlig verdreckt. Entsprechend möchte Herr Wagner wieder ausziehen, da er ohnehin in der Wohnung vereinsame. Außerdem macht ihm sein Herzleiden sehr zu schaffen. Er überlegt, ins Betreute Wohnen der Altenhilfe zu ziehen. Die ihm dort angebotene Wohnung ist ihm jedoch ebenfalls zu klein.

Da die zeitlichen Möglichkeiten des SpDi eingeschränkt sind, wird versucht, einen weiteren Dienst einzubeziehen, der mehr Kapazitäten für aufsuchende Arbeit hat. Leider kommt abermals kein tragender Kontakt zustande. Aufgrund der Erfahrung und der guten Vernetzung der Mitarbeiterin des SpDi führt diese immer wieder die Fäden zusammen und garantiert damit, dass Herr Wagner nicht völlig aus dem Blickfeld des Hilfesystems gleitet. Sie lässt nicht locker, obwohl der Klient jede Hilfe zurückweist. Auch lässt er sich nicht zwingen, und offenbar ist sein Zustand nicht schlecht genug, um ihn gegen seinen Willen ins Krankenhaus zu bringen.
Die gesamte gesundheitliche Lage verschlechtert sich weiter. Herr Wagner liegt nur noch im Bett, ist schwach, eingekotet und lebt nach eigenen Angaben nur von Bier. Der SpDi sucht ihn auf und veranlasst, dass ein Krankenwagen kommt, doch Herr Wagner geht nicht mit. Das Amt für öffentliche Ordnung wird verständigt. Der verantwortliche Mitarbeiter sieht den körperlichen Zustand im Vordergrund und lehnt die Verantwortungsübernahme nach PsychKHG ab.

Wenn persönliche Kontakte mit den Klient*innen zustande kommen, müssen deren Vorstellungen und Wünsche immer wieder aufs Neue abgeklärt werden, um die Maßnahmen mit ihnen abzustimmen, damit sie ohne Zwang »mitgehen« können. Herr Wagner ist in dieser Hinsicht ein Grenzgänger, weil Zwangsmaßnahmen nicht greifen, aber sein Zustand mehrfach so schlecht ist, dass es nicht infrage kommt, ihn sich selbst zu überlassen. Weder greift das Amt für öffentliche Ordnung ein, da der Zustand nicht auf die geistige Unzurechnungsfähigkeit zurückzuführen ist, noch nimmt ihn der Notarzt mit, da Herr Wagner seine Mitwirkung verweigert. Nur die Hartnäckigkeit und das Dranbleiben des SpDi führen zumindest immer wieder zu kurzzeitigen Verbesserungen.

Die SpDi-Mitarbeiterin entscheidet, Herrn Wagner mit einem Kollegen zu Hause abzuholen und ihn selbst ins Krankenhaus zu bringen. Herr Wagner kommt auch mit und wird im Krankenhaus von der psychiatrischen Institutsambulanz sofort in die geschlossene Abteilung aufgenommen.
Während seines Krankenhausaufenthaltes zeigt sich, dass Herr Wagner sehr schwach ist und in diesem Zustand nicht allein zu Hause leben kann. Eine schnelle Vermittlung in ein Pflegeheim gelingt nicht. In der Zwischenzeit entwickelt sich eine Thrombose im Bein, Herr Wagner wird auf die Innere Abteilung verlegt, die Psychiatrie nimmt ihn danach nicht wieder auf, da er es ablehnt, Medikamente einzunehmen. So wird er doch wieder nach Hause entlassen, bekommt aber einen ambulanten Pflegedienst vermittelt, der ihn täglich besucht und Einkäufe übernimmt, sofern Herr Wagner Geld im Haus hat und bezahlen kann. Eine weitere Aufnahme in die Psychiatrie ist geplant, er lehnt jedoch alle weiteren Behandlungen bezüglich Thrombose, Herzinsuffizienz und weiterer gesundheitlicher Probleme ab.
Die Hoffnung, wenn Herr Wagner erst einmal im Krankenhaus sei, könne man für ihn alle notwendigen Dinge wie Wohnungsreinigung, Pflegegrad-Beantragung, Organisation der Kurzzeitpflege erledigen, erfüllt sich nicht, sein Eigensinn ist stärker. Seine gesamte Situation verbessert sich während und nach seinem Krankenhausaufenthalt lediglich kurzfristig. Letztendlich lehnt er aber alle Möglichkeiten ab, die seine Lebenslage aus der Sicht der Außenstehenden längerfristig verbessern würden.
Herr Wagner lebt schließlich wieder zu Hause, der SpDi betreut ihn weiterhin aus einer beobachtenden Position mit der Maßgabe, dass er bei Bedarf Hilfe bekommen kann, weil zum SpDi immerhin ein Kontakt entstanden ist, auf den er sich verlassen kann, auch wenn er ihn nicht aus sich heraus pflegt.

Will man Menschen in solchen desolaten Situationen erreichen, ist das nur möglich, wenn der Dienst aufsuchend tätig werden kann. Manche Kontakte kommen nur zustande, weil die Mitarbeitenden offen bleiben für einen solchen Kontakt, selbst wenn die Erkrankten immer wieder sehr abweisend reagieren. Solch abweisendes Verhalten zielt auch nicht so sehr auf die professionell Helfenden, sondern resultiert aus dem Eigensinn und der psychischen Beeinträchtigung. Dann bleibt oftmals nichts anderes, als den Willen der Klient*innen hinzunehmen, sofern es sich nicht um Fremd- oder Selbstgefährdung handelt. Kontaktangebote sollten aufrechterhalten werden. Das Spannungsfeld zwischen Autonomie und Fürsorge wird immer wieder neu ausgehandelt und unbedingt im Austausch mit dem Team reflektiert werden müssen.

Ein Sozialpsychiatrischer Dienst lässt sich nicht durch Ablehnung abschrecken!

Konstante Zugewandtheit

Das folgende Fallbeispiel zeigt, dass auch bei aller Wechselhaftigkeit eine Kontinuität des Kontakts gehalten werden kann und muss, selbst wenn andere Bereiche des Hilfesystems wenig hilfreich agieren. Mitarbeiter*innen Sozialpsychiatrischer Dienste können dann bei aller Professionalität eine menschliche Nähe aufrechterhalten.

BEISPIEL

Der Erstkontakt zu dem 28-jährigen Patienten erfolgte nach einem Anruf der besorgten Mutter. Ihr Sohn habe psychische Probleme und lebe, nachdem er seine Wohnung verloren habe, bei den Großeltern. Die Situation dort sei schwierig und oft angespannt. Der Sozialpsychiatrische Dienst vereinbarte telefonisch mit dem Sohn einen Hausbesuch bei den Großeltern.

Herr Glaser war im Kontakt sehr offen. Er berichtete über seine Lebenssituation. Nach dem Hauptschulabschluss habe er in der

Gastronomie gearbeitet, dann aber den Job und seine Wohnung verloren. Er habe seit seinem 14. Lebensjahr verschiedene Drogen konsumiert, jetzt aber nur noch Cannabis. Seine Stimmung sei sehr schwankend. Er habe zwar einen Psychiater, nehme aber die Termine nicht wahr. Eine Perspektive konnte er nicht entwickeln, wollte aber eine eigene Wohnung und auch eine bessere Tagesstruktur. Im Gespräch wirkte er leicht wahnhaft. Er fühlte sich von Drogendealern mit schwarzen Autos verfolgt und ging daher nur am Tag in die Stadt. Dabei zeigte sich jedoch eine gewisse Unsicherheit. So fragte er nach, ob das alles real sei. Er wolle Hilfe annehmen und benötige dringend jemanden für reflektierende Gespräche, um Sicherheit zu bekommen. Im Kontakt mit den Großeltern war, wie schon im Telefonat mit der Mutter, ein überbesorgtes und überagierendes Familiensystem zu erkennen.

Zur Entwicklung der weiteren Hilfegestaltung und Unterstützung vereinbarten wir weitere Kontakte, in denen ein Mitarbeiter des SpDi durch geduldiges Zuhören, Ernstnehmen, wertfreies Reflektieren und Aushandeln von Unterstützungsmöglichkeiten sehr schnell eine vertrauensvolle Beziehung aufbauen konnte. So konnte sich Herr Glaser schnell auf eine ambulant aufsuchende Begleitung durch einen Mitarbeiter eines Trägers der Eingliederungshilfe einlassen.

Schon nach wenigen Wochen wurde allerdings eine erste Krisenintervention durch uns erforderlich. Nachdem Herr Glaser seinen Großeltern gegenüber nachts bedrohlich aufgetreten war, musste die Polizei hinzugezogen werden. Die Großeltern baten um ein Krisengespräch und schilderten das Geschehen. Solche Situationen habe es schon häufiger gegeben, bisher aber nicht in dieser Intensität. Es hatte eine Auseinandersetzung über Bestellungen gegeben, die Herr Glaser tätigte und über das Konto der Großeltern bezahlte. Er habe sich Zugangsdaten besorgt und recht viel eingekauft, sodass die Großeltern jetzt kein Geld mehr hätten. Herr Glaser selbst

erschien erst später zum Gespräch, aufgrund der dann eintretenden Anspannung und verbalen Aggressionen verließ die Großmutter den Raum.
Im Gespräch war Herr Glaser zuerst angespannt mit leichten aggressiven Durchbrüchen, später reflektierender, wirkte aber weiterhin leicht psychotisch, hatte Wahnideen, Verfolgungsideen, fühlte sich hintergangen. Im weiteren Verlauf wurde er zugänglicher und einsichtiger, wollte jedoch außer der ambulanten Betreuung keine weitere Hilfe annehmen.
Die ambulante Betreuung im Rahmen des Betreuten Wohnens gestaltete sich schwierig. Herr Glaser war sehr sprunghaft, zeigte weiter wahnhaftes Erleben und hatte Schwierigkeiten, Termine einzuhalten. Nach wenigen Monaten wurde diese Hilfe deshalb eingestellt.
Während der ambulanten Betreuung und dann auch im weiteren Verlauf wurden wir wiederholt zu Kriseninterventionen hinzugezogen. Auch Nachbar*innen und die Hausärztin der Großeltern meldeten sich bei uns und brachten ihre Sorge um die schwer belasteten Großeltern zum Ausdruck. Bei immer häufigeren eskalierenden Konflikten konnten sich die Großeltern schließlich dazu durchringen, dem Enkel zu kündigen. Der war bereits seit einiger Zeit erfolglos auf Wohnungssuche, suchte sich aber juristischen Beistand gegen die Kündigung.

In diesem Beispiel traten dann Veränderungen ein, die im SpDi zunächst nicht bekannt waren. Während Herr Glaser eine Haftstrafe absitzen musste, war er zwangsgeräumt worden. Nach der Entlassung wurde er in einer Obdachlosenunterkunft untergebracht, ging aber nach kurzer Zeit freiwillig in eine psychiatrische Klinik. Erst jetzt konnte unser Mitarbeiter nach fast einem Jahr Unterbrechung wieder Kontakt aufnehmen und traf zunächst auf einen hoch psychotischen Patienten.

BEISPIEL (FORTSETZUNG)

Nach der Stabilisierung in der Klinik erfolgte eine lose Begleitung durch unseren sozialpädagogischen Mitarbeiter. Weitere Hilfen wollte Herr Glaser nicht. Fast ein Jahr blieb er relativ stabil, fühlte sich in der Obdachlosenunterkunft wohl und arbeitete als Geringverdiener in einer Bar. Eine medikamentöse Behandlung lehnte er weiterhin ab. Seine Medikation sei Cannabis, damit käme er gut klar. Bei immer wieder meist am Monatsende (das Geld für Cannabis wurde knapp) auftretenden Spannungszuständen meldete er sich meist selbst bei dem ihm vertrauten Mitarbeiter. Die Situationen konnten dann telefonisch oder im Rahmen eines Hausbesuchs entschärft werden.

Im Rahmen eines Erregungszustands kam es nach einiger Zeit zu einem eskalierenden Konflikt in der Obdachlosenunterkunft, der nach Polizeieinsatz für Herrn Glaser zu einer Unterbringung nach PsychKG in einer psychiatrischen Klinik führte. Nach diesem relativ kurzen Klinikaufenthalt wurde die lose Begleitung durch unseren Mitarbeiter wieder fortgeführt. Auch während des stationären Aufenthalts konnte keine medikamentöse Einstellung oder gar tragfähige Compliance erreicht werden, da Herr Glaser eine medikamentöse Behandlung ablehnte und sich zudem im stationären Rahmen angepasst zeigte, wodurch keine rechtliche Grundlage für eine Behandlung gegen den Willen gegeben war.

Im weiteren Verlauf ließ er bis auf die lose Begleitung durch unseren Mitarbeiter keine weiteren Hilfen zu. Die paranoide Symptomatik nahm zu und die Kontakte wurden schwieriger. Vom Ordnungsamt wurde er aus der Obdachlosenunterkunft in einen Container umgesiedelt, in dem er sich überhaupt nicht mehr wohlfühlte. Einer Beschäftigung ging er nicht mehr nach. Es kam zu diversen Polizeieinsätzen wegen Randalierens und Sachbeschädigungen. Der Polizei gegenüber zeigte er sich immer angepasst und freundlich, bestritt seine Fehlhandlungen nicht und zeigte sich einsichtig. Auch diese Vorfälle häuften sich jeweils am Monatsende. Er brauche Cannabis, auch um die Erregungszustände im Griff zu behalten. Ohne Cannabis könne er nicht leben und würde sich das Leben nehmen wollen. Sein Versuch, Cannabis vom Hausarzt verordnet zu bekommen, scheiterte.

Die Begleitung durch unseren Mitarbeiter lief in besagter Form weiter, sonst ließ Herr Glaser keine professionellen Hilfen zu. Es konnte ein Hausarzt gefunden werden, der bereit war, ihm Cannabis zu verordnen. Das scheiterte aber an der Weigerung der Krankenkasse zur Finanzierung, trotz Vorlage eines fachärztlichen Gutachtens des SpDi, in dem mehrere Studien zitiert wurden, die eine Wirksamkeit insbesondere von Cannabinol bei einigen Psychosen belegen. Zudem wurde er aus einer zwischenzeitlich zugewiesenen Wohnung wieder in den Container umgesiedelt, da er die Wohnung völlig demoliert hatte.

Als Herr Glaser schließlich mit einem Messer durch die Wand des Containers nach einem Nachbarn stach und einen Müllbehälter anzündete, erfolgte erneut eine Unterbringung nach PsychKG. Entgegen der Empfehlung in der ärztlichen Stellungnahme zu einer sechswöchigen Unterbringung genehmigte das Gericht nur eine Woche, sodass Herr Glaser danach unbehandelt entlassen wurde. Unser Mitarbeiter begleitete ihn weiter in nun engmaschigeren Kontakten. Durchgehend kämpfte der Patient darum, dass Cannabis das richtige Medikament für die Behandlung seiner Krankheit sei.

Trotz unserer Begleitung war es inzwischen zu Sachschäden in Höhe von rund 300.000 Euro gekommen, der Fall ging durch die Presse und wurde zum Politikum. Zunehmend kamen auch Drohungen aus der Bevölkerung. Es fanden mehrere Fallkonferenzen mit Polizei, Staatsanwaltschaft und Verwaltung statt. Eine Unterbringung nach Betreuungsrecht wurde beantragt. Da die dafür erforderliche

Eigengefährdung aber nicht gegeben war, wurde sie nicht genehmigt. Die Prüfung, ob die Voraussetzungen für eine forensische Unterbringung vorlagen, wurde von der Staatsanwaltschaft lange verschleppt. Letztendlich kam es dann doch zu einer forensischen Begutachtung und aufgrund des Gutachtens zu einer vorläufigen Unterbringung in der Forensik. Es folgte eine Anklage wegen versuchter Körperverletzung und Brandstiftung. Nach der Verurteilung wurde Herr Glaser in einer forensischen Klinik untergebracht.

Auch während des laufenden Verfahrens suchte Herr Glaser regelmäßig den Kontakt zu unserem Mitarbeiter und hielt den Kontakt auch nach der Unterbringung aufrecht. In den meisten Gesprächen war er freundlich, offen und reflektiert. Er hielt weiterhin an der Überzeugung fest, dass Cannabis das einzig Richtige für seine Problematik sei. Der Diagnose »Schizophrenie« widersprach er weiter und war überzeugt davon, an ADHS, an einer Posttraumatischen Belastungsstörung nach Gewalt und Missbrauch in der Kindheit sowie an einer Depression zu leiden.

In diesem Beispiel ist es einem Mitarbeiter des Sozialpsychiatrischen Dienstes gelungen, schon am Anfang des Kontakts durch Zuhören und reflektierendes Akzeptieren eine von Vertrauen getragene Beziehung zu dem Betroffenen aufzubauen und ihn über einen langen Zeitraum mehr oder weniger lose niedrigschwellig zu begleiten. Wesentlich für die dauerhaft stabile Beziehung war die Art der Kontaktgestaltung. So fanden die Kontakte meist sehr kurzfristig auf Wunsch des Betroffenen oder bei zufälligen Begegnungen statt. Damit konnten oft auch Eskalationen durch »einfach da sein« vermieden werden, entlastende Gespräche und Entwicklung alternativer Handlungsstrategien wurden möglich. Dies konnte nur gelingen dank der hohen Flexibilität des Mitarbeiters, die in seiner Arbeitsorganisation und seiner Persönlichkeit angelegt war.

Weitere professionelle Hilfen wurden nach kurzer Zeit eingestellt, da der Betroffene sich nicht an die geforderten Strukturen halten konnte und die Leistungserbringer nicht die erforderliche Flexibilität bieten konnten. Die wenigen medikamentösen Behandlungsversuche scheiterten an der Unverträglichkeit der initial hoch dosierten Antipsychotika. Ausreichend lange Krankenhausaufenthalte, um mit niedrig dosierter Medikation und der Suche nach einem verträglichen Medikament eine Symptomverbesserung und mehr Compliance zu erreichen, konnten ebenfalls aufgrund der durch das Gericht genehmigten und trotz Intervention durch den SpDi nur kurzen Unterbringungszeiten nicht realisiert werden. Auch der Versuch, eine Behandlung mit Cannabis entsprechend den Vorstellungen des Patienten zu realisieren, scheiterte an der Starrheit des Systems.

Sowohl eine ausreichend lange und sensible Behandlung in der Klinik wie auch eine Off-Label-Therapie mit Cannabis hätten voraussichtlich den dramatischen Verlauf und damit die Unterbringung in der Forensik vermeiden können. Allerdings bleibt fraglich, ob eine inzwischen durch Fachärzt*innen auch ungeprüft mögliche Therapie mit Cannabis umsetzbar gewesen wäre, da Herr Glaser nicht ausreichend in der Lage war, die hierfür erforderlichen Strukturen einzuhalten. Der intelligente, vom Wesen her freundliche und reflektierte junge Mann hätte mit entsprechend geduldiger und flexibler Begleitung und Behandlung vermutlich stabilisiert werden können.

Trotz gelungener Beziehungsgestaltung gab es im Verlauf und insbesondere im Ausgang der Begleitung diverse, äußerst frustrierende Momente für den hochengagierten Mitarbeiter und das ihn unterstützende Team. Ohne die Rückendeckung aus dem Team und der Teamleitung wäre dieser Weg wohl kaum durchzuhalten gewesen. Die unangekündigte Umsiedlung des Betroffenen in einen Container, die halbherzigen Behandlungsversuche in der Klinik, die schließlich zu einem Hausverbot wegen Noncompliance führten, die Nichtumsetzbarkeit eines dem

Krankheitskonzept des Klienten entsprechenden (und möglicherweise Erfolg versprechenden) Behandlungskonzepts führten immer wieder zu Rückschlägen und weiteren Verschlechterungen, schließlich zur Unterbringung in der Forensik – nicht zuletzt als Ausdruck der Hilflosigkeit des Systems.

Mitarbeitende, Teams und auch Teamleitungen müssen oft alle ihnen zur Verfügung stehenden Mittel mit viel Kreativität nutzen, um die Verhandlung vorgeschlagener Lösungswege in anderen Diensten und Institutionen aufrechtzuerhalten. Der Kontakt zum Sozialpsychiatrischen Dienst ist oft für die Betroffenen die letzte wirklich konstruktive Brücke ins Hilfesystem. Eine hohe Verlässlichkeit im Team ist dafür dringend erforderlich.

Kontakt wird zunehmend stabil und kontinuierlich

In diesem Kapitel wollen wir zwei Fallbeispiele vorstellen, die sich durchaus als stabil erwiesen hatten und sich auch sehr kontinuierlich entwickelten, Fortschritte aber in engen Grenzen stattfanden.

Stabile Betreuung – prekäre Lebenslage

Wenn in der Arbeit eines Sozialpsychiatrischen Dienstes ein stabiler und kontinuierlicher Kontakt zu einer sehr »auffälligen« Person gelingt, ist schon viel erreicht. Das heißt aber noch nicht, dass es immer »aufwärts« geht, es ist gut möglich, dass die Mühen der Ebene nie verlassen werden. Selbst das kann ein Erfolg in der Arbeit sein.

BEISPIEL

Frau Makarenko lebt heute in einer Wohnung des Betreuten Wohnens nach § 67 SGB XII und übernachtet auch vorrangig dort, vor allem bei kälteren Temperaturen, hin und wieder schläft sie aber nach wie vor am Hauptbahnhof, an dem sie sich seit Jahren ganztägig aufhält. Körperlich befindet sie sich in einem prekären Zustand: abgemagert, aber zäh und mit einem enormen Maß an »Eigensinn« ausgestattet. In erster Linie will sie unabhängig bleiben und tut sich deshalb immer wieder schwer, Abhängigkeiten und Einschränkungen von außen anzunehmen. Allerdings verhält sie sich absolut verlässlich und hält sämtliche Termine ein. In den vergangenen Jahren entstand einerseits eine durchaus enge Vertrauensbeziehung zum Mitarbeiter des SpDi, obwohl gleichzeitig wenig Informationen und Biografisches über sie herauszufinden war. Ebenso wenig kann eine psychiatrische Diagnose formuliert werden. Betreuung und Begleitung von Frau Makarenko bedeuten immer eine Gratwanderung, ob der gesundheitliche Zustand, ihre Lebensführung und die Lebenslage einerseits noch verantwortet werden können oder andererseits Maßnahmen gegen ihren Willen abgeklärt werden müssen.

Die Bahnhofsmission im Hauptbahnhof war irgendwann an den SpDi herangetreten: Frau Makarenko lebe seit mindestens fünf Jahren am Hauptbahnhof. Es handle sich um eine ältere Dame Ende sechzig, klein, abgemagert, mit einem Rollator unterwegs, auf dem sie ihre Habseligkeiten transportiere. Sie »lebe« am Gleis 16. Niemand wisse, wer sie sei und wie sie heiße. Die Mitarbeiter*innen der Bahnhofsmission machten sich Sorgen wegen ihres gesundheitlichen Zustands. Zudem stehe der Winter vor der Tür und es bestehe die Befürchtung, dass sie in eine lebensbedrohliche Situation hineingeraten könne, auch wenn sie aufgrund der vergangenen Jahre Überlebensstrategien entwickelt habe. Bisher lehne sie jeglichen Kontakt ab und laufe davon, wenn man sich ihr in der Absicht nähere, mit ihr in Kontakt zu treten. Ganz selten nehme sie von einer Mitarbeiterin der Bahnhofsmission etwas Essen und auch Kleidungsstücke an. Da sie »auffällig unauffällig« sei, würde sie vom Bahnhofspersonal akzeptiert.

Sämtliche Kontaktversuche waren bisher gescheitert, doch schon beim ersten Versuch, Frau Makarenko am Bahnsteig gemeinsam mit der Mitarbeiterin der Bahnhofsmission anzusprechen, gelang, ohne dass sie gleich das Weite suchte. Sie hörte sich unser Angebot an, dass wir ihr in der Nähe des Bahnhofs eine Wohnung anbieten könnten. Diese könne sie als Krisenwohnung jederzeit nutzen, ohne überhaupt etwas von sich preisgeben zu müssen, ohne Namen, ohne Unterschrift, ohne Kosten, einfach so, wenn sie möchte und könne. Sie solle sich dieses Angebot in Ruhe überlegen. Wenn sie wolle, könne sie die Wohnung zuvor auch besichtigen. Wider Erwarten konnte sie sich darauf einlassen und bezog die Krisenwohnung zumindest nachts, nachdem der Weg zur Wohnung mit ihr von der Mitarbeiterin der Bahnhofsmission gemeinsam gegangen worden war. So konnte die Betreuung auf niedrigem Niveau, fragil und unsicher, ganz langsam in Bewegung kommen.

Diese Niedrigschwelligkeit des Zugangs erscheint in Fällen wie dem der Frau Makarenko das probate Mittel zu sein, in Verbindung mit vorsichtigem, fantasievollem und geduldigem Herangehen. Es geht darum, immer wieder den Kontakt zu halten und nicht aufzugeben. Diese Herangehensweise verbindet sich mit der Hoffnung auf (inszenierte) Zufälle, um mit diesen Menschen Kontakt zu knüpfen, die sich eher abwenden und Kontakte erst einmal ablehnen. Es erstaunt immer wieder, wie gut dies selbst dann gelingt, wenn wir kaum etwas über die Person wissen, sondern uns um das Hier und Jetzt bemühen.

BEISPIEL (FORTSETZUNG)

Trotz der inzwischen jahrelangen kontinuierlichen und intensiven Begleitung wissen wir bis heute sehr wenig von Frau Makarenko. Ihr Name ist russisch, der Mädchenname deutsch. Über die Wohnungsgesellschaft war in Erfahrung zu bringen, dass sie bis Ende 2017 mit ihrem Mann in einer städtischen Wohnung gelebt hatte.

Bis dahin erhielten beide aufstockende Grundsicherung, so die Auskunft des Sozialamtes. Ihr Mann kehrte wahrscheinlich nach Russland zurück. Frau Makarenko blieb hier, verließ allerdings ebenfalls die Wohnung. Auch diese Information war nur fremdanamnestisch (Wohnungsgesellschaft und Sozialamt) zu erfahren. Warum die Trennung und Wohnungsauflösung erfolgten, liegt für uns immer noch völlig im Dunkeln.
Es ist nicht bekannt, ob sie Kinder hat; allem Anschein nach nicht. Woher und wohin eine kleine Rente in Höhe von 83 Euro aus Russland fließt, bewegt sich ebenso im Dunkeln. Es ist davon auszugehen, dass sie über kein eigenes Konto verfügt. Über ihren Lebenslauf liegen keine Informationen vor. In den Gesprächen über ihre gesundheitlichen Probleme fallen manchmal medizinische Informationen und Ausdrücke, die der Vermutung Anlass geben, dass sie vielleicht im Gesundheitsbereich gearbeitet hat. Fast nichts ist über ihre Kindheit, Jugend, Ausbildung, berufliche Laufbahn und über ihren familiären Hintergrund bekannt.
Die gesamte Lage gestaltet sich wie aus der Welt gefallen: Es besteht eine stabile Vertrauensbeziehung. Frau Makarenko sucht zwischenzeitlich zumindest vorsichtig und zurückhaltend den Kontakt mit uns, ohne allerdings mehr als nur in Fragmenten (auch bei entsprechenden Nachfragen unsererseits) über sich zu erzählen (zu wollen oder zu können?).

In Betreuungen wie diesen muss mit rudimentären Informationen und fehlendem Wissen ein Arrangement gefunden werden. Dennoch erfordert dieses Zurechtkommen, die »richtigen« Antworten auf eine diffuse Situation zu finden und mit dieser zurechtzukommen. Wesentlich ist, dranzubleiben, nicht aufzugeben, sich kontinuierlich mit den Kolleg*innen auszutauschen, teilnehmend zu beobachten und immer wieder unaufdringlich Kontaktangebote zu unterbreiten.

BEISPIEL (FORTSETZUNG)

Frau Makarenkos körperliche Befindlichkeit stellt das hauptsächliche Thema für sie dar, über das sie mit uns kommuniziert. Frau Makarenko kennt sich in medizinischen Begrifflichkeiten aus und kümmert sich ernsthaft und mit einem nicht zu übersehenden Engagement um ihren Körper und ihre Gesundheit: Sie klagt über teilweise offene Stellen an ihren Fingerkuppen, leidet schon seit Längerem an einem offenen Bein, unter Schmerzen im Rücken und unter Kopfschmerzen. Ihr Zahnstand ist katastrophal.

Aufgrund einer Coronainfektion mit hohem Fieber, einer Lungenentzündung und einem gleichzeitigen Armbruch aufgrund eines ungeklärten Sturzes ins Gleisbett an »ihrem« Gleis 16 waren bisher drei Krankenhausaufenthalte erforderlich. Frau Makarenko ging immer freiwillig mit ins Krankenhaus, wenn auch mit großem Widerstand und Befürchtungen und erst aufgrund eines entschiedenen Drucks unsererseits. Im Krankenhaus selbst war sie unzufrieden mit den Behandelnden und ihnen gegenüber kritisch eingestellt, was auch dazu führte, dass sie immer wieder schnell entlassen wurde. Sie widerspricht den aktuellen Regeln und Abläufen im Krankenhaus, denn man muss sich Zeit nehmen für sie und auch einmal fünf oder zehn Minuten schweigend bei ihr sitzen, um dann langsam mit ihr ins Gespräch zu kommen und auf ihre nicht immer leicht verständlichen Fragen einzugehen, damit sie selbst das Gefühl entwickelt, zumindest ansatzweise verstanden zu werden. Diese Umstände berichtet sie nach jedem Krankenhausaufenthalt, weswegen sie auch nur mit Widerwillen ins Krankenhaus mitgeht – aus unserer Sicht durchaus nachvollziehbar und plausibel.

Vor allem nach der Krankenhausbehandlung aufgrund des Armbruches musste die Herausforderung bewältigt werden, wie sie versorgt werden und gleichzeitig der Besuch des Hauptbahnhofes, den sie sich nicht nehmen lassen wollte, mit der Bahnhofsmission

organisiert werden konnte. Seit dem letzten Krankenhausaufenthalt akzeptiert Frau Makarenko die Einbeziehung der Sozialstation zur Behandlung ihres offenen Beines. Zur Vorbereitung der Verordnung häuslicher Pflege wurde sie zu einer sich in der Nähe der Wohnung befindenden Allgemeinarztpraxis begleitet. Hausbesuche seitens der Ärzte sind de facto, von einigen Ausnahmen abgesehen, absolut illusorisch.
Hinsichtlich ihrer psychischen Befindlichkeit fällt es schwer, eine präzise Einschätzung abzugeben. Hin und wieder klagt sie über ihre seelischen Schmerzen: Sie komme sich so verwirrt vor, ohne dies jedoch zu konkretisieren, sodass von unserer Seite aus eine genauere Diagnose nicht zu wagen ist. Mit an Sicherheit grenzender Wahrscheinlichkeit ist festzuhalten: Frau Makarenko ist vollständig orientiert, hört keine Stimmen und wirkt in keiner Weise paranoid. Gravierende depressive Symptome sind ebenfalls nicht festzustellen. Suchtverhalten in irgendeine Richtung liegt ebenfalls nicht vor. Eine Diagnose – müßig, darüber zu spekulieren.

Unverzichtbar, wenn auch nicht selten herausfordernd ist der permanente Blick auf die gesundheitliche Befindlichkeit solcher eigenwilligen Personen. Wenn diese Menschen sich schwertun, einen Zugang oder sogar einen reflexiven Umgang mit der eigenen Gesundheit im Alltag zu entwickeln, muss immer wieder im Team oder mit Kooperationspartnern eine Verständigung darüber erfolgen, ob und in welcher Weise die Situation noch verantwortet werden kann. Es ist dann kontinuierlich darüber zu befinden, ob zumindest zeitweise die Verantwortung für ein aktiveres Einschreiten übernommen werden muss. Dieses Vorgehen geschieht innerhalb des Spektrums empathischen, einfühlsamen Verhaltens bis hin zu klaren Ansagen und dem Ausüben von Druck, so kritisch ein solches Vorgehen sonst auch gesehen werden muss.

BEISPIEL (FORTSETZUNG)

Die materielle wie auch die soziale Lebenslage gestalteten sich zu Beginn der Betreuung von Frau Makarenko geradezu desaströs. Sie besaß keinen gültigen Ausweis, war nicht krankenversichert und bezog auch keine Grundsicherung. Von der Rente war zunächst nichts bekannt. An Unterschriften war gleichwohl nicht zu denken. Erst nach rund einem knappen Jahr gelang es zum ersten Mal, ihr eine Unterschrift für die Anmeldung bei der Krankenkasse zu entlocken. Das Gleiche galt für den Mietvertrag, nachdem wir ihr eine Trägerwohnung zur Verfügung gestellt hatten und sie wieder aus der Krisenwohnung des Trägers, die aus Eigenmitteln finanziert wird, ausziehen musste. Die erforderlichen Anträge an das Sozialamt zur Übernahme der Miete wie auch zur Grundsicherung (SGB XII) sowie für Hilfe in besonderen Lebenslagen (§ 67 SGB XII) unterschrieb sie nur unter äußerster Mühe unsererseits.

Zumindest konnte nach anderthalb Jahren Betreuung die materielle Grundlage zur Teilnahme am gesellschaftlichen Leben sichergestellt werden. Bis dahin wurde sie durch den SpDi und die Bahnhofsmission über Spenden unterstützt, allerdings braucht Frau Makarenko wenig Geld zum Lebensunterhalt. Sie muss regelrecht zum Geldausgeben angehalten werden, um sich das Nötigste zu besorgen.

Grundsätzlich fällt es ihr schwer, etwas anzunehmen, und sie äußert hin und wieder Zweifel, ob sie sich dadurch in Abhängigkeiten bringe, aus denen sie nicht mehr herauskomme. Warum diese Befürchtungen bestehen, bleibt für uns unklar. Parallel dazu gelingt es ihr zumindest, von Reisenden am Bahnhof Spenden anzunehmen, die ihr im Vorbeigehen zugesteckt werden. Allerdings wurde uns auch schon berichtet, dass sie Geld und auch Sachspenden brüsk zurückgewiesen habe. Immer ist äußerstes Fingerspitzengefühl erforderlich, wenn die Mitarbeiterin der Bahnhofsmission ihr warme Kleidung zukommen lassen möchte. Auch hier kann nur spekuliert werden, warum es ihr so schwerfällt, Kleidung und Schuhe anzunehmen, selbst wenn es sich um neue Waren handelt. Wenn sie darauf angesprochen wird, kommt schlicht keine Antwort. Sie schweigt.

In einer Lebenssituation wie bei Frau Makarenko steht eindeutig die Sicherung des Überlebens im Vordergrund der Hilfeleistung: die Sicherstellung von Essen und Trinken, das Verfügen über ausreichend Kleidung vor allem in der kalten Jahreszeit, die Auseinandersetzung, sich nicht ständig der Gefahr am Bahnhof auszusetzen, sich etwa allein noch spätabends oder in der Nacht am Bahnhof oder im angrenzenden Park aufzuhalten. Gleichzeitig gilt es, die materielle Vertragsfähigkeit abzusichern: die Beantragung von Bürgergeld, Krankenversicherung, Personalausweis, feste Wohnung.

BEISPIEL (FORTSETZUNG)

Wie auf vieles andere erhalten wir von Frau Makarenko auch keine Antwort auf die Frage, was denn der Bahnhof für sie bedeutet, um sich ständig dort aufhalten zu wollen. Einmal hat sie geantwortet, sie tue es, um nicht so allein zu sein, obwohl ihr wiederum der Trubel und die Menschenmassen am Bahnhof »zu viel« seien. Wenn sie vorsichtig auf den möglichen Besuch von Begegnungsstätten und Treffpunkten hingewiesen wird, reagiert sie nicht. Auch das Angebot, sie dorthin zu begleiten und es einfach mal auszuprobieren, konnte sie bislang nicht annehmen. Nachdem sie vor einigen Jahren gegenüber der Bahnhofsmission einmal angedeutet hatte, es könne ja sein, dass sie noch »auf jemand warte«, fassten wir die Hypothese, dass dies ihr Mann sein könnte. Wenn dem so wäre, müsste sich das Warten nach fünf Jahren allerdings verselbstständigt haben und käme zwischenzeitlich eher einer fixen Idee gleich.
So viel wissen wir: Bis auf eine Mitarbeiterin der Bahnhofsmission, vom SpDi und Betreuten Wohnen sowie einen neuen Mitarbeiter der Sozialstation hat niemand Kontakt zu ihr.

Jenseits der eigenen Sichtweise gilt es hier, den Bahnhof, aus welchen Gründen auch immer, als »Wohnzimmer« zu akzeptieren. Es handelt sich um den Alltag der jeweiligen Klient*innen mit ihren Deutungen und Interpretationen, so wenig diese manchmal für die Betroffenen selbst rational verständlich und nachvollziehbar sind und trotzdem bewältigt werden müssen. Auch gegenüber der Umgebung kann es zu Rechtfertigungssituationen kommen, in denen begründet werden muss, warum und weshalb »ein solches Leben«, das relativ weit von der Normalität entfernt ist, vonseiten der Professionellen akzeptiert, begleitet und abgesichert wird.

Trotz des Betreuungsniveaus in solchen Fällen muss festgehalten werden, dass sich die Betreuung oft aufgrund körperlich prekärer, fragiler Lebenslagen immer in der ambivalenten Situation befindet, ob und wie weiterhin den Bedürfnissen nach Autonomie und Eigensinn Rechnung getragen werden kann oder fremdbestimmt durch uns Verantwortung (gegen den Willen der Betroffenen) aufgrund drohender gesundheitlich bedingter Selbstgefährdung übernommen werden muss. Es bleibt häufig keine Alternative dazu, »auf Sicht zu fahren« und immer wieder im Team zu reflektieren, ob das aktuelle Vorgehen und die damit einhergehende Sichtweise und Haltung jeweils verantwortet werden können.

Worin bestehen die kurz- und mittelfristigen Ziele? Die zentrale Leitlinie besteht in der Gestaltung einer immer wieder erforderlichen Reflexion des Rechts auf Eigensinn und der Pflicht zum fürsorglichen Handeln mit dem Ziel, Möglichkeiten zur Bewältigung und zur Teilhabe eines schwierigen Alltags zu erweitern, so eingeschränkt diese aus unserer Sicht jeweils auch sein mögen. Weiterhin geht es in der Begleitung darum, vorsichtig und gemeinsam mit den Betroffenen immer wieder herauszufinden und zu verstehen, was sie wollen, um sich mit ihnen darüber auseinanderzusetzen. Letztlich geht es in unseren Bemühungen darum, mit den Personen zu eruieren, was für sie Lebenszufriedenheit in Verbindung mit ihrer Lebenslage heißt, und diese in Richtung eines Zuwachses von Lebensqualität zu fördern.

Bei diesen Konstellationen tritt ein eher »weiches«, eher zurückhaltendes Vorgehen in den Mittelpunkt. Es geht in erster Linie darum, gleich einem Wünschelrutengänger zu versuchen, Kontakt aufzubauen und »nicht mit der Tür ins Haus zu fallen«.

Bei sozial isolierten und eher am Rande des normalen gesellschaftlichen Lebens sich bewegenden Menschen hilft bei der sozialpsychiatrischen Arbeit nur ein äußerst tolerantes Vorgehen. Nicht nur im Kontext anderer Hilfeeinrichtungen, sondern auch im sozialräumlichen Umfeld der Betroffenen muss dann transparent vermittelt werden, warum die Betreuung verläuft, wie sie verläuft. Wir haben immer gute Gründe für unser Tun!

Erste Erfolge – Verbleib ungewiss

In der Arbeit sozialpsychiatrischer Hilfen heißt es oft, mit unklaren Situationen und Lebenslagen umgehen zu müssen. Manchmal wissen wir aus der Biografie einer Person fast nichts, dann wieder machen es uns Ortwechsel und Ähnliches unmöglich, einzuschätzen, was wir mit dem*der Betroffenen erreicht haben. Die gemeinsamen kleinen Schritte mögen für den Menschen aber hilfreich gewesen sein.

BEISPIEL

Auf Anraten ihres Hausarztes meldete sich die Mutter von Herrn Lautenschläger (23 Jahre, Einzelkind) bei unserem Sozialpsychiatrischen Dienst. Ihr Sohn habe sich im Lauf des letzten Jahres sehr verändert und sein Studium abgebrochen, sodass die Eltern ihn wieder nach Hause geholt haben. Seine folgende Tätigkeit in der Firma des Vaters habe er zunehmend vernachlässigt, Außenaktivitäten wie Sport und Ausgehen eingestellt und zunehmend auch alle Kontakte zum Freundeskreis eingestellt. Es sei zu verbal aggressiven

Auseinandersetzungen mit dem inzwischen ausgezogenen Vater gekommen, der Sohn sei kommunikativ immer weniger erreichbar, habe sich inzwischen weitgehend in sein verdunkeltes Zimmer zurückgezogen und vernachlässige die Körperpflege. Sie stelle ihm nun das Essen vor die Zimmertür, zur Toilette und ins Bad schleiche er meist nachts. Auf Versuche, mit ihm ins Gespräch zu kommen, reagiere er gereizt, sodass sie diese in letzter Zeit unterlasse.

Zur Ursache und Entstehung dieses Verhaltens könne sie wenig sagen. Er sei zunehmend misstrauisch und abweisend geworden, und es sei bei ihr der Eindruck entstanden, dass er vor irgendetwas Angst habe. Vorher sei er ein fröhlicher, aufgeschlossener und aktiver Mensch gewesen. Das Studium habe er gut bewältigt, habe regelmäßig Sport getrieben und habe viel mit seinem recht großen Freundeskreis unternommen. Allerdings sei in der Clique ausgiebig gekifft worden. Nach Kenntnis der Mutter habe er nie eine feste Freundin gehabt. Der Vater wurde von ihr als dominant, fordernd und ungeduldig geschildert, sie selbst wirkte eher überbehütend.

Aus Sicht der Mutter und auch aus unserer Einschätzung ließ sich keine akute Eigen- oder Fremdgefährdung bei ihrem Sohn erkennen, sodass das weitere Vorgehen in Ruhe angegangen werden konnte. Gleichwohl wurden der Mutter die Wege aufgezeigt, die bei Eskalationen erforderlich sind. Da aufgrund des geschilderten Verhaltens des Sohnes nicht damit zu rechnen war, dass sich durch eine direkte Ansprache, sei es telefonisch oder per schriftlichem Gesprächsangebot, ein Kontakt herstellen ließe, wurde ein Hausbesuch zur Beratung der Mutter vereinbart, verbunden mit dem Versuch, mit dem Sohn in Kontakt zu kommen.

Sie lebten in einem recht großen und schicken, sehr gepflegten Einfamilienhaus. In einem ausführlichen Gespräch schilderte die Mutter die familiäre Situation und die Entwicklung der Problematik nochmals ausführlicher und brachte ihre Hilflosigkeit zum

Ausdruck. Aufgrund der Konflikte über den Umgang mit der Entwicklung des Sohns habe der Vater sich distanziert und sei schließlich ausgezogen.

Der Versuch, bei diesem Hausbesuch mit dem Sohn in Kontakt zu kommen, scheiterte. Auf das Klopfen an seiner Zimmertür reagierte er verbal äußerst gereizt, sodass zunächst davon abgesehen wurde, ihn weiter zu bedrängen, um nicht ein Gefühl von Bedrohung auszulösen und Respekt vor seinen Wünschen zu signalisieren. Da tatsächlich keine akute Eigen- oder Fremdgefährdung erkennbar war, wurde auf weitere Maßnahmen verzichtet und die Mutter bezüglich des Umgangs mit der Situation einschließlich Strategien für den Notfall beraten. Wir hinterließen ihr 24/7-Notfall-Telefonnummern und vereinbarten zeitnah einen erneuten Hausbesuch.

Im Rahmen der ausführlichen Fremdanamnese ergab sich ein Anhaltspunkt, wie eine mögliche Kontaktaufnahme über frühere Interessen des Betroffenen versucht werden könnte. Die Mutter hatte erzählt, dass ihr Sohn früher in einer Band begeistert Gitarre gespielt habe. Da es Sommer war und es im Garten vor dem Fenster des Zimmers des Patienten eine gemütliche Bank gab, nahm der Mitarbeiter zu seinem nächsten Hausbesuch seine Gitarre mit, setzte sich vor das Fenster und spielte einige Lieder. Tatsächlich funktionierte es: Die Gardine wurde etwas zur Seite geschoben und der junge Mann beobachtete den Mitarbeiter, zog die Gardine jedoch sofort wieder zu, als der Mitarbeiter versuchte, Blickkontakt aufzunehmen.

Der Mitarbeiter wiederholte seinen Versuch bei den nächsten Besuchen und »das Eis« schmolz zunehmend. Beim dritten Besuch war bereits Blickkontakt möglich und beim fünften kam der junge Mann nach gestischer Aufforderung mit seiner Gitarre in den Garten. Zunächst lief die Kommunikation von seiner Seite aus nonverbal über die Musik, bei den nächsten Besuchen waren aber zunehmend auch Gespräche möglich. Allerdings stieß der Kollege zunächst auf eine

Wand, sobald er versuchte, Herrn Lautenschlägers Symptomatik oder gar eine Behandlung anzusprechen. Es ging also weiterhin in erster Linie um Musik, zunehmend allerdings auch darum, wie er aus seiner Isolation herauskommen könne.

Nach diversen Besuchen gelang es schließlich, ihn zu überreden, mit dem Mitarbeiter in die Begegnungsstätte eines Trägers in der Region zu fahren und dort Musik zu machen. Das wiederholten sie mehrfach und es gesellten sich einige Besucher*innen der Begegnungsstätte dazu, sangen mit und spielten ebenfalls auf mitgebrachten Instrumenten mit. Musikalisch klang das zwar oft fürchterlich, machte aber allen viel Spaß.

Das Angebot weiterer Hilfen dieses Trägers lehnte Herr Lautenschläger ab, mit der Zeit konnte er sich allerdings in persönlichen Gesprächen, meist während der Autofahrt, mehr auf eine Auseinandersetzung mit seiner Problematik (das Wort »Krankheit« wurde bewusst vermieden) einlassen. Trotz des inzwischen entstandenen Vertrauensverhältnisses blieb es unmöglich, seine Symptomatik etwa nach AMDP-Kriterien zu erfragen. Schon bei geringsten Ansätzen in dieser Richtung verschloss er sich. Aus der Beobachtung, dass er gelegentlich unvermutet abgelenkt oder abwesend wirkte, ließ sich vermuten, dass er Stimmen hörte.

Letztendlich trat es sogar ein, dass er einen medikamentösen Behandlungsversuch mit einem niedrig dosierten Neuroleptikum zulassen konnte, das der Mitarbeiter ihm über den Hausarzt verordnen ließ. Darunter zeigte er zunehmend mehr Offenheit auch gegenüber anderen Personen in der Gruppe und konnte sein Rückzugsverhalten zu Hause reduzieren. Der Kontakt und die Kommunikation mit der Mutter verbesserten sich ebenfalls. Dieser Prozess zog sich über ein Jahr mit mindestens 14-tägigen Kontakten hin. Leider verzogen Mutter und Sohn dann relativ plötzlich, sodass wir sie und den weiteren Fortgang aus den Augen verloren.

Im Fallbeispiel gelang es, durch Geduld und Respekt vor den Grenzen des Betroffenen unter aufmerksamer Nutzung der persönlichen Interessen einen Zugang zu schaffen und so zumindest eine erste Verbesserung zu erreichen. Möglich wurde dies deshalb, weil die Mutter sich in die Strategie einbeziehen ließ und zu keinem Zeitpunkt eine Selbst- und/oder Fremdgefährdung bestand. Die entstandene Musikgruppe in der Begegnungsstätte blieb über Jahre bestehen und aus dem »harten Kern« formierte sich eine Band, die bei Veranstaltungen der regionalen Kliniken und einiger Träger auch öffentliche Auftritte hatte. Leider war der Klient da nicht mehr dabei.

Im weiteren Verlauf ist es bei solchen zurückgezogenen Personen zum Aufbau und zur Aufrechterhaltung der Beziehung unbedingt erforderlich, die Grenzen des*der Betroffenen zu respektieren. Das bedeutet, Krankheitssymptome und -bezeichnungen nicht anzusprechen, damit nicht eine neuerliche Blockade ausgelöst wird. Trotzdem war es im Fallbeispiel möglich, über die krankheitsbedingten Einschränkungen wie die soziale Isolation eine Motivation auch zu einer medikamentösen Behandlung zu erreichen. Dabei wurde die Schwelle niedrig gehalten, indem die Verordnung über den Hausarzt organisiert wurde, sodass die Begriffe »Psychiatrie« oder »Psychiater« ausgeblendet werden konnten. Über das Medium Musik konnte zudem die soziale Isolation überwunden werden. Ein wesentlich unterstützender Faktor war dabei die geduldige und verständnisvolle Mitarbeit der Mutter, die in das Vorgehen umfänglich einbezogen werden konnte. > Hausbesuche, Seiten 139 f.

Respekt und Geduld sind die großen Tugenden der sozialpsychiatrischen Arbeit. Dazu kommt, sensibel die Grenzen der betroffenen Menschen wahrzunehmen, aber ebenso sensibel jene Interessen wie etwa Hobbys im Blick zu haben, um für den Kontakt persönliche Anknüpfungspunkte über die Hindernisse hinweg zu finden.

Kontakt wird trotz vielfältiger Bemühungen abgelehnt

Die Anfragen von Dritten sind vielschichtig, manchmal fordernd und vehement, manchmal eher vorsichtig und zurückhaltend, ja geradezu bittend, dass jemand doch etwas tun möge vor dem Hintergrund, dass die betroffene Person Kontakt und Unterstützung ablehnt. Diese Ablehnung kann brüsk und heftig erfolgen, aber durchaus auch freundlich-bestimmt sein. Äußerungen wie: »Ich brauche keine Hilfe. Bei mir ist doch alles in Ordnung. Die Umgebung bräuchte doch dringender Hilfe als ich«, kommen nicht wenigen Kolleg*innen bekannt vor, wenn sie in der ambulanten Grundversorgung tätig sind. Ebenso ist es nicht selten, dass der Kontakt eher über eine Art »aktiver Passivität« abgelehnt wird, indem zum Beispiel nicht auf den Brief mit einem Terminvorschlag reagiert wird oder aber bei einem Hausbesuch trotz vielfältiger Versuche und Bemühungen die Wohnungstür verschlossen bleibt.

Die folgenden Beispiele zeigen auf, dass die Ablehnung nicht einfach ungeprüft und ungeklärt hingenommen oder akzeptiert werden darf. Selbstverständlich sollte die heikle Gratwanderung zwischen »jemanden in Ruhe lassen« und »die Person fürsorglich belagern« immer höchst sensibel unternommen werden, ebenso vorsichtig und umsichtig sowie mit der entsprechenden Sensibilität sollte mit Informationen und Daten umgegangen werden. Als Ultima Ratio stehen wir am Ende immer vor der gravierenden Entscheidung, ob eine zwangsweise Unterbringung aufgrund akuter Eigen- oder Fremdgefährdung eingeleitet werden muss oder eben nicht.

Mit der anfragenden Person oder Institution ist sorgfältig zu klären, wie mit der Situation weiter umgegangen werden muss. Daraus ergeben sich die zwei Optionen, dass die Situation entweder so bleiben kann, wie sie ist, oder in sie eingegriffen und sie verändert werden muss.

Nach Abklärung und in Absprache: Situation kann so bleiben

Manchmal stoßen wir auf Lebenssituationen, für die sich gar nicht zwingend ergibt, dass in sie eingegriffen werden müsste oder werden kann. Warum also nicht den Betroffenen in seinem Leben erst einmal unbehelligt lassen, auch wenn eine Beobachtung aus größerer Ferne deshalb noch nicht ausgeschlossen wird. Wie ist vorzugehen?

Latente Bereitschaft – sporadische Hilfenachfrage

Sozialpsychiatrische Dienste leisten eine Arbeit über Institutionengrenzen hinweg und, mehr noch, betreiben oft die Kooperation unterschiedlicher Dienste. Das bedeutet, eine Arbeit zu leisten, bei der der erkrankte Mensch oft zwischenzeitlich nicht mehr wiederzufinden ist – bis er auf einmal erneut auftaucht.

BEISPIEL

Herr Zimmermann ist in einer belasteten familiären Situation aufgewachsen und war als Kind zeitweilig in Pflegefamilien untergebracht. Trotzdem hält er eine Beziehung zur leiblichen Mutter. Seit dem 16. Lebensjahr besteht ein multipler Drogenkonsum, zunächst noch ohne Opioide. Mit 21 Jahren wurde er erstmals stationär psychiatrisch behandelt mit der Diagnose »drogeninduzierte Psychose«. Ein Jahr später wurde eine schizophrene Psychose diagnostiziert. Er gab an, er sei voller Chips und Implantate, man sei hinter ihm her, um ihn upzudaten. Stimulanzien hätten ihm geholfen, wach zu bleiben, damit »sie mich nicht kriegen«, wie er sagte. Im Rahmen eines mehrmonatigen Klinikaufenthalts erfolgte schließlich die Einstellung auf Clozapin. Zwei Jahre später gab es mehrfache Kurzaufenthalte in schneller Folge, anschließend war Herr Zimmermann in mehr oder minder konstanter ambulanter psychiatrischer Behandlung – was inzwischen länger zurückliegt.

Es gelang ihm mit Anfang zwanzig, eine Ausbildung als Dachdecker abzuschließen und sieben Jahre lang im Beruf zu arbeiten, dann jedoch nur noch auf geringfügiger Basis, schließlich gar nicht mehr. Mit 22 zog er mit seiner Freundin zusammen, wohnte tatsächlich aber abwechselnd bei ihr und seiner Mutter. Der Beziehung zu dieser Freundin entstammen zwei Kinder. Nach fünf Jahren verwies die Freundin ihn wegen seines fortgesetzten THC-Konsums und der damit einhergehenden psychotischen Episoden der Wohnung, er war damals 27 Jahre alt. In einer neuen Beziehung kam es zu einer weiteren Vaterschaft.

Herr Zimmermann wird dem SpDi im Alter von 22 Jahren durch eine Mitteilung der Ordnungsbehörde über eine Unterbringung nach PsychKG bekannt. Trotz intensiver Kontaktversuche kommt es nur zu einem einmaligen kurzen Telefonat und einer spontanen Vorsprache in der Dienststelle erst zwei Jahre später. Über Jahre erhalten wir nur Benachrichtigungen über Unterbringungen nach PsychKG mit rascher Entlassung aus der Klinik in die Obdachlosigkeit, bevor eine Kontaktaufnahme möglich wird.

Im Alter von 28 Jahren wird er aus der Klinik in eine stationäre Einrichtung der Wohnungslosenhilfe entlassen, von dort wechselt er in ein möbliertes Zimmer mit Betreutem Wohnen nach § 53 SGB XII, nach einem Jahr findet er wieder eine eigene Wohnung, die er jedoch abermals rasch verliert, obwohl er inzwischen in Methadonsubstitution des Gesundheitsamts ist, bei der auch die Mitbehandlung der Psychose erfolgt, und er Unterstützung durch die psychosoziale Betreuung erhält. Es gelingt, eine gesetzliche Betreuung einzurichten. Nach drei Jahren bricht er die Behandlung ab, wohl im Rahmen des psychotischen Erlebens. Auch die Notschlafstelle für Opioidabhängige nutzt er nicht mehr.

Er geht jedoch regelmäßig zur Geldauszahlung zum gesetzlichen Betreuer. Die Betreuung sichert Leistungsbezug und Krankenver-

sicherungsschutz. Es besteht auch sporadischer Kontakt zur Mutter. Immer wieder gibt es kurze JVA-Aufenthalte wegen geringfügiger Delikte bzw. nicht gezahlter Geldbußen.
Inzwischen ist er 41 Jahre alt. Seit mehreren Monaten ist keine Meldung über den Klienten mehr eingegangen und er wurde auch nicht mehr gesehen. Vermutlich befindet er sich gerade in Haft.

Weder den Mitarbeitenden des Sozialpsychiatrischen Dienstes noch denen der Substitutionsambulanz gelang es, eine tragfähige Beziehung zu Herrn Zimmermann aufzubauen. Problematisch ist die enge Verknüpfung von Psychose und polyvalentem Suchtmittelgebrauch. Die Substanzen erlebt er als hilfreich in der Bewältigung des psychotischen Erlebens, allerdings nimmt er sie zum Teil nach »Aufforderung« der inneren Stimmen. Schließlich wähnt er, dass die Psychopharmaka »Drogen« enthalten, und will sie deswegen nicht mehr nehmen. Eine antipsychotische Behandlung wie auch eine Substitution lehnt er dementsprechend ab.

Auch in sehr desorganisiert wirkenden Zuständen besteht noch eine gewisse Realitätsorientierung: Wenn er laut und unverständlich schreiend zwei Einkaufswagen, einen voller Leergut und einen mit seinen faulenden und stinkenden Tüten, über die Straße schiebt und dabei versehentlich einen Passanten streift, wendet er sich zu diesem um und sagt freundlich und in angemessener Lautstärke: »Oh, Verzeihung!« Trotz zahlreicher Gerichtsverfahren mit Verurteilungen zu Haftstrafen ist noch niemals die Frage der Verhandlungs- oder Haftfähigkeit aufgeworfen worden. In der JVA erfolgen in der Regel eine Methadonsubstitution und auch eine antipsychotische Behandlung, die er dort offensichtlich ohne wesentlichen Widerstand akzeptiert. Hiervon profitiert Herr Zimmermann aus der Außenperspektive deutlich. Da er in Freiheit aber zu deren Fortsetzung nicht bereit ist, kann keine Überleitung erfolgen, obwohl dies organisatorisch vollkommen problemlos umsetzbar wäre.

Weil Herr Zimmermann sich tagsüber in der Innenstadt aufhält, wird er relativ regelmäßig gesehen. Würde eine richtungsweisende Verschlechterung auftreten, könnten die SpDi-Mitarbeiter*innen das bemerken bzw. könnte er uns ansprechen, falls er Kontakt oder Unterstützung wünscht. An die Angebote für wohnungslose und drogengebrauchende Menschen wird er regelmäßig durch Streetwork, Ordnungsamt und Polizei erinnert. Den Kontakt zu seinem gesetzlichen Betreuer hält er von sich aus.

Herr Zimmermanns Lebensstil erscheint zwar äußerst problematisch, jedoch kommt es nicht zu wesentlichen Eigen- und Fremdgefährdungen, sodass kein Anlass für eine Unterbringung gegen seinen Willen besteht. Die ihm bekannten Hilfe- und Behandlungsangebote lehnt er ab. Dies ist hinzunehmen, auch wenn sich aus Sicht der Fachkräfte in der Vergangenheit sein Zustand immer deutlich verbessert hat, wenn er medikamentös behandelt wurde. Allerdings waren diese Verbesserungen nicht von richtungsweisender Bedeutung, denn seine funktionelle Gesundheit hat sich in den mehrjährigen Phasen der Behandlung nicht verbessert. Er hält den Kontakt zum Betreuer, was dafür spricht, dass er diesen als hilfreich erlebt, und dies ist wiederum ein Argument dafür, dass er zu einer differenzierten Abwägung in der Lage ist, darüber zu entscheiden, welche Hilfen er annimmt und welche nicht.

*Bei Ablehnung von Hilfen ist es oft sinnvoll, den Kontakt zu den gesetzlichen Betreuer*innen zu halten. Diese erkennen am ehesten bei den Betreuten einen plötzlichen Bedarf an Hilfeleistungen. Die Betreuenden müssen ermutigt werden, die Betreuung fortzusetzen, auch wenn »nichts erreicht wird«, außer den Leistungsbezug und den Krankenversicherungsschutz zu erhalten sowie weiter in Kontakt zu bleiben. Kontraproduktiv wäre es, etwa wegen »Unbetreubarkeit« beim Gericht die Aufhebung der Betreuung zu beantragen.*

Regelmäßiger Sichtkontakt – turnusgemäße Geldabholung

Nicht immer ist es für einen Sozialpsychiatrischen Dienst notwendig, direkt ins Geschehen einzugreifen. Phasenweise reicht es aus, eine (obdachlose) Person im öffentlichen Raum wahrzunehmen und dabei einen aufmerksamen Blick für eventuelle Verschlechterungen zu behalten.

BEISPIEL

Herr Töpfer scheint, soweit bekannt, in einer »Broken Home«-Situation aufgewachsen zu sein. Bis zum sechsten Lebensjahr lebte er bei seinen Eltern trotz »massiver Probleme mit dem Vater«, dann bis zum zwölften Lebensjahr bei den Großeltern. Nach dem Tod der Großmutter kehrte er zurück zu den Eltern, wo es wieder Probleme mit dem Vater gab. Mit Volljährigkeit wurde er der Wohnung verwiesen. Seither besteht nur noch minimaler Kontakt zur Herkunftsfamilie. Vermutlich hat er die Hauptschule abgebrochen. Er hat nie eine sozialversicherungspflichtige Erwerbstätigkeit ausgeübt. Seit dem 18. Geburtstag ist er obdachlos. Im Vorfeld der Volljährigkeit hat es keinerlei Jugendhilfemaßnahmen gegeben.

Mit 17 Jahren erfolgte die Erstdiagnose einer schizophrenen Störung, im zwanzigsten Lebensjahr gab es erstmals eine Unterbringung nach PsychKG wegen fremdaggressiven Verhaltens. Herr Töpfer gab damals an, seit anderthalb Jahren beschimpfende Stimmen zu hören, diese würden auch seinen Körper und seine Wahrnehmung beeinflussen. Er wähnte, zur Rettung der Menschheit seinen Körper opfern zu müssen.

Während dieses Klinikaufenthalts wurde eine gesetzliche Betreuung eingerichtet. Der Kliniksozialdienst vermittelte ihm einen Platz in einer Übergangseinrichtung für psychisch Kranke (stationäre medizinische Rehabilitation), den er jedoch ablehnte. Zum Ende des Aufenthalts wurde er daher vom Kliniksozialdienst für eine

Begleitung in einem nach Ordnungsbehördengesetz belegten Hotel angemeldet und auf diesem Wege dem an diesem Verfahren beratend beteiligten SpDi erstmals bekannt.
In der Folge gab es zunächst keine weiteren Meldungen. Über mehrere Jahre war er in einem Nachbarort gemeldet.
Dann ergingen wegen extremer körperlicher Verwahrlosung (extremer Gestank, offene Wunden mit Maden), Absetzen von Kot sowie Drogenkonsum in der Öffentlichkeit über längere Zeit immer wieder zahlreiche Beschwerden und Meldungen von Passant*innen, Ladenbesitzer*innen, Verkehrsbetrieben, Ordnungsamt und Polizei an die Streetwork und den SpDi. Zu einer Häufung von Beschwerden kam es, als er für einige Wochen eine Telefonzelle als Schutzraum nutzte.
Der körperliche Zustand war so schlecht, dass er erst mehrere Wochen wegen einer Lungenentzündung auf einer Intensivstation eines Allgemeinkrankenhauses behandelt werden musste, bevor er in eine psychiatrische Klinik verlegt werden konnte. Deshalb erfolgten die Wiedereinrichtung der zwischenzeitlich wegen Unbetreubarkeit aufgehobenen gesetzlichen Betreuung und eine mehrmonatige geschlossene Unterbringung. Nach dem Klinikaufenthalt hätte er einen Platz in einer Notschlafstelle für substituierte Opioidabhängige erhalten können, nahm diesen aber nicht an, lehnte auch eine Substitutionsbehandlung ab – die die Voraussetzung für die weitere Nutzung des Wohnangebotes gewesen wäre – und kehrte auf die Straße zurück.
Seither ist er obdachlos, nutzt die Angebote der Sucht- oder Wohnungslosenhilfe nicht und geht lediglich regelmäßig zur Geldauszahlung beim Betreuer. Die gesetzliche Betreuung sichert Leistungsbezug und Krankenversicherungsschutz. Herr Töpfer ist jetzt Mitte dreißig.
Diagnostisch liegen eine schizophrene Psychose und primär eine Cannabisabhängigkeit, inzwischen eine Mehrfachabhängigkeit von Substanzen inklusive Heroin, Methamphetamin und Alkohol vor,

zudem als Alkoholfolgestörung eine Leberzirrhose. Eine Substitution mit Methadon lehnt er ab. Heroin konsumiert er nur inhalativ, sodass er nicht in die Diamorphinbehandlung aufgenommen werden kann. Er nutzt auch nicht die Angebote des Mobilen Medizinischen Dienstes für wohnungslose Menschen.

Herr Töpfer ist nun seit vielen Jahren obdachlos. Er übernachtet an wechselnden Stellen, tagsüber hält er sich in der Innenstadt auf, wo er in den belebten Straßen mit Außengastronomie bettelt. Aktuell wird er gelegentlich auf den von ihm bevorzugt frequentierten Plätzen gesehen, sein körperlicher Zustand ist nicht so erschreckend wie vor der letzten Klinikeinweisung. Es sind seit mehreren Monaten keine Meldungen von Ladenbesitzer*innen, Verkehrsbetrieben oder Passant*innen über ihn eingegangen.

Herr Töpfer kennt die Mitarbeitenden des Sozialpsychiatrischen Dienstes sowie die Sucht-Streetworker mit Namen, nimmt aber von sich aus keinen Kontakt auf. Er reagiert auf Kontaktaufnahme freundlich, auf Hilfeangebote ablehnend und bei beharrlicher Nachfrage aggressiv. Auch bei längeren Klinikaufenthalten war er nicht für eine medikamentöse Behandlung der Psychose zu gewinnen, unter stationären Bedingungen besserte sich der Zustand jeweils so weit, dass es keinen Anlass für eine medikamentöse Zwangsbehandlung der Psychose gab.

Klinikaufenthalte, egal, ob im Allgemeinkrankenhaus oder in der Psychiatrie, erlebt er als aversiv, er »halte die Enge nicht aus«. Bisher sucht er pünktlich alle 14 Tage seinen gesetzlichen Betreuer auf, um seine Barauszahlung abzuholen.

Sofern die Betäubungsmittel-Verschreibungsverordnung geändert wird, sodass auch nicht intravenös konsumierende Patient*innen in die Diamorphinbehandlung aufgenommen werden dürfen, bestünde eine gewisse Chance, Herrn Töpfer ein für ihn relevantes Angebot zu machen und ihn vielleicht in der Folge für weitere Unterstützung zu gewinnen. Bis dahin gibt es kein Angebot, das wir ihm machen können.

Der regelmäßige Sichtkontakt erlaubt es, auch ohne Fremdmeldungen eine schwerwiegende Verschlechterung des körperlichen Gesundheitszustandes zu erkennen.

Drogenkonsum ja, Medikamentenbehandlung nein – widersinnige Haltungen sind aus fachlicher Sicht oft schwer auszuhalten. Manchmal hilft eine noch bessere Vernetzung von Suchtkrankenhilfe und sozialpsychiatrischen Angeboten.

Kontakte »aus dem Augenwinkel«

Es gibt sie, jene Menschen, die den Mitarbeitenden in Sozialpsychiatrischen Diensten zwar ausgesprochen freundlich begegnen, ihre Hilfe jedoch rundweg ablehnen bzw. eben nicht in Anspruch nehmen. Manchmal sind es Kleinigkeiten, die den Kontakt ermöglichen, um gegebenenfalls doch mal einschreiten zu können.

BEISPIEL

Herr Ludwig, Ende dreißig, lebt von Sozialhilfe, ist sozial stark isoliert und leidet an einer schizophrenen Psychose. Er zog aus einer betreuten Wohngemeinschaft aus und erhielt eine Wohnung über das Amt für Wohnungswesen. Ein Übergabegespräch mit den Kolleg*innen der Wohngemeinschaft lehnte er ab, weil er nichts mehr mit der Psychiatrie zu tun haben wolle. Er war ihrer Bevormundung überdrüssig und wollte sich endlich selbstständig durchs Leben schlagen, teilten uns die Kolleg*innen mit, die ihn in der Wohngemeinschaft betreut hatten. »Ich bin jetzt wieder gesund und brauche keine ärztliche Behandlung mehr«, würde er argumentieren. Zumindest war er bereit, sich unsere Adresse geben zu lassen und sich bei Bedarf bei uns zu melden, was er schließlich auch tat.

Seine Erzählungen waren kaum zu verstehen. Sie klangen verworren und sehr unzusammenhängend. Nach einigen Gesprächen konnten mit entsprechender Fantasie und Kombination zumindest einige Zusammenhänge verstanden werden. Den Kontakt zu einem Arzt in Verbindung mit medikamentöser Behandlung lehnte er vehement ab, obwohl sich nach unserer Einschätzung eine neuroleptische Behandlung auf sein Denken und sein Verhalten mutmaßlich vorteilhaft ausgewirkt hätte. Darüber mit ihm zu verhandeln, gelang jedoch nicht. Während der ersten Monate des Kontakts konnte nichts anderes getan und erreicht werden, als ihm zuzuhören und zu versuchen, etwas zu verstehen, um die Situation zumindest ein wenig zu erfassen – Wohnung, Umgang mit Geld, Freizeitbeschäftigung, Tagesgestaltung, Planung der nächsten Schritte in seinem Leben –, und, sofern es ging, ihn zu unterstützen. Hin und wieder arbeitete er sogar im Arbeitsprojekt des SpDi mit.

Vermutlich entstand für ihn trotz unserer Vorsicht und Zurückhaltung, ihm nicht zu viel anzubieten, um damit keine zu große Nähe herzustellen, in ihm das Gefühl, wieder fremdbestimmt und bevormundet zu werden. Wir konnten dies mit ihm nicht besprechen, obwohl wir das Thema des Öfteren anschnitten. Er trat uns angespannt und leicht gereizt gegenüber und erklärte mit Bestimmtheit, dass er sich auch vom SpDi nicht gängeln lassen wolle. Er brauche keine Hilfe mehr von uns und lehne weitere Termine ab. Trotzdem boten wir ihm an, sich jederzeit mit uns in Verbindung setzen zu können.

Für uns stellte sich die Frage, ob der Abbruch des Kontakts angesichts der Vorgeschichte (er wurde krankheitsbedingt schon einmal gewalttätig) und seines gesundheitlichen Zustandes (permanente Verfolgungsideen in Verbindung mit einer schwer verständlichen Sprache) von uns zu akzeptieren war. Die folgenden Fragen und Reflexionen wurden in regelmäßigen Abständen im Team besprochen: Welchen Verlauf gibt es? Kommen neue Meldungen hinzu? Hat sich etwas verändert? Falls ja, wie und was? Auch diese Form der Begleitung aus der Ferne kann und muss ein Auftrag an sozialpsychiatrischen Hilfen sein.

Unsere Überlegungen führten dazu, dass wir uns im Team dafür entschieden, die Ablehnung zu akzeptieren. Ein wichtiger Grund dafür war, dass Herr Ludwig in unserer unmittelbaren Nähe wohnte. Dadurch begegneten wir ihm regelmäßig in der Fußgängerzone, sodass wir zumindest von außen in der Lage waren, festzustellen, wie es ihm jeweils ging. Da keine Meldungen über die Polizei oder das Amt für öffentliche Ordnung erfolgten und er uns in der Fußgängerzone immer schon von Weitem grüßte und relativ entspannt wirkte, fanden wir uns in der Entscheidung bestärkt. Außerdem lagen die stationären Aufenthalte schon einige Jahre zurück, was uns als Hinweis darauf galt, dass die Akutheit vielleicht doch abgenommen haben könnte.

Über verschiedene Angebote unsererseits, zum Beispiel über Freikarten für die Spiele des ortsansässigen Bundesligisten oder über ein Gitarrenvorspiel in unserem Café, versuchten wir hin und wieder, vorsichtig und mit der klaren Absprache, keine regelmäßigen Einzelgespräche zu führen, einen losen und unverbindlichen Kontakt aufzubauen, ohne allerdings eine tragfähige und kontinuierliche Beziehung entwickeln zu können. Diese Mosaiksteine und die Rücksprache mit den Kolleg*innen, die ihn in der Wohngemeinschaft betreuten, legitimierten die Entscheidung des Teams, seine Abmeldung vom SpDi zu akzeptieren, ohne diese Fallgeschichte und die Person des Herrn Ludwig ganz aus dem Blick zu verlieren (ihn »aus dem Augenwinkel« zu beobachten).

So lebt Herr Ludwig sein Leben. Er verfügt über eine eigene Wohnung und bestreitet seinen Unterhalt über die Sozialhilfe. Er scheint sich nicht unwohl zu fühlen, wenn er für die Außenwelt auch als »verrückte Erscheinung« gelten mag. Trotz seines noch relativ jungen Alters von 37 Jahren wird er dieses Leben vermutlich fortsetzen. Dem SpDi blieb aktuell keine andere Wahl, als beides zu akzeptieren: zuerst die Ablehnung und jetzt ein äußerst loser Kontakt »auf

Sparflamme« – der Lebensweg eines noch relativ jungen Menschen außerhalb der Normalität mit äußerst begrenzten Zugangs- und Teilhabemöglichkeiten am gesellschaftlichen Leben.

Mit der Akzeptanz der Ablehnung und mit einem völlig unverbindlichen Kontakt geht auch die Akzeptanz von »Verrücktheit« und eines weitgehend aus gesellschaftlichen Bezügen ausgegrenzten Lebens einher. Verschiedene Bemühungen und Hilfestellungen führen eher dazu, dass wegen zu großer Nähe und einer erlebten Bevormundung wie im Fallbeispiel der Kontakt wieder abgebrochen wird. Der Sozialpsychiatrische Dienst findet sich in einer Lage und Funktion wieder, Herrn Ludwig in seinem Anderssein zu akzeptieren und ihn und seine Umgebung im Blickfeld zu haben, gegebenenfalls jedoch zu intervenieren.

Zudem lassen sich sozialanwaltliche Angelegenheiten nutzen, um Unterstützung zu geben. Solche Anlässe eignen sich gut, um Kontakt zu Personen anzubahnen und aufrechtzuerhalten. Bewusst können sozialpsychiatrische Hilfen nach solchen Anlässen fragen und diese dann gemeinsam nutzen, beispielsweise zu stellende Anträge, zu bearbeitende Mahnungen, Mietschwierigkeiten. Dabei kann es auch hilfreich sein, das soziale Umfeld des Gegenübers mit im Blick zu behalten. Hat die Person soziale Kontakte? Könnten auch wir zu diesen bei Veränderung Verbindung aufnehmen? Weiß das soziale Umfeld, dass es sich an die Sozialpsychiatrischen Dienste wenden könnte?

Es ist festzuhalten, dass die eigenen Hilfemöglichkeiten oft begrenzt sind. Die Ablehnung des Klienten im Fallbeispiel gestaltete sich auch nur als eine zeitlich begrenzte. Veränderungen hängen von der weiteren Entwicklung der Situation ab. Damit verbunden ist die Haltung, Anlässe zu suchen und zu (er-)finden, um mit den Betroffenen wieder in Kontakt zu kommen.

Wenn Ablehnung in einer solchen Situation akzeptiert wird (bzw. werden muss), müssen verschiedene Facetten ausgeleuchtet und abgewogen werden, um den Rückzug verantworten zu können. Häufig geht damit die Akzeptanz einer Lebensplanung und eines Lebensentwurfs einher, die wenig mit den üblichen Vorstellungen gesellschaftlicher Teilhabe zu tun haben.

Ablehnung des Kontakts heißt natürlich nicht, sich einfach zurückzuziehen. Es muss gezielt geprüft werden, wie mit der Ablehnung umzugehen ist. Eine handlungsleitende Systematik kann hilfreich sein: regelmäßige Teamreflexion, ob die jeweilige Vorgehensweise noch angemessen ist, und zwar entsprechend Krankheitsverlauf, Fallverlauf, Fallgeschehen. Bricht das soziale Umfeld weg, bestehen dann noch soziale Kontakte? Die stillen, zurückgezogenen Personen sollten nicht aus dem Blick geraten. Aufmerksam sein, ohne fürsorglich zu belagern – das ist die Kunst; ebenso Kontakte mit dem Umfeld zu halten unter Berücksichtigung der Problematik um die Sensibilität des Datenschutzes und der Schweigepflicht. > Teamreflexion, Seite 127

Auch die stillen und nicht fremdaggressiven betroffenen Menschen sollten wir nicht aus dem Blick verlieren und ihnen, wenn auch aus der Ferne, durch Begegnungen in der Öffentlichkeit zeigen, dass sie wahrgenommen und ernst genommen werden, dass sie für uns sichtbar sind und jederzeit bei uns andocken können, sobald sie es aus ihrer Entscheidung heraus wollen.

Nach gründlicher Prüfung: Situation kann nicht so bleiben

Situationen, die aufgrund von Selbst- und/oder Fremdgefährdung oder von erheblichen Belastungen des Umfelds nicht tatenlos belassen werden können, stellen, sofern die Betroffenen trotz vielfältiger Bemühungen keinen Kontakt zulassen, erhebliche Anforderungen an die Versorgung in der Gemeinde. In der Mehrzahl der Fälle werden die Probleme über kurz oder lang an sozialpsychiatrische Hilfen und besonders den Sozialpsychiatrischen Dienst herangetragen.

Und doch bleibt alles, wie es ist …

Es gibt Menschen, die letztlich nie ohne eine fachliche Begleitung zurechtkommen, doch bleibt es häufig bei einem stagnierenden Zustand – über Jahrzehnte hinweg. Jede Hilfe bis auf kleine Unterstützungen wird abgelehnt, eine persönliche »Entwicklung« findet nicht statt.

BEISPIEL

Frau Kemper ist in einer weiter entfernten Stadt und in, wie man sagt, »äußerlich geordneten Verhältnissen« aufgewachsen. Sie berichtet über einen sehr autoritären Erziehungsstil der Eltern inklusive körperlicher Misshandlungen. Frau Kemper hat einen Realschulabschluss, aber keine Ausbildung und war auch nie sozialversicherungspflichtig erwerbstätig. Seitdem sie ihre Herkunftsregion verlassen hat, hat sie den Kontakt zur Familie abgebrochen. Nur wenn sie dringend Geld braucht bzw. Gesundheitsleistungen, für die ihre Versicherungspolice Leistungsausschlüsse hat, meldet sie sich notgedrungen bei ihren Eltern.

Seit der Adoleszenz war sie in kinder- und jugendpsychiatrischer Behandlung wegen selbstverletzenden Verhaltens und Suizidversuchen. Mit 17 Jahren kam sie im Rahmen der Jugendhilfe an ihren jetzigen Wohnort, und zwar in eine Einrichtung nach § 35a SGB VIII für psychisch erkrankte junge Menschen, zeitweilig erfolgte auch eine Behandlung in einer KJP-Tagesklinik. Sie konsumierte diverse Drogen und Alkohol und zeigte hohe Impulsivität, es wurde die Diagnose einer Borderline-Persönlichkeitsstörung gestellt. Mit 18 Jahren wurde sie erstmals in der Erwachsenenpsychiatrie stationär behandelt. Ab dem zwanzigsten Lebensjahr begann sie mit regelmäßigem Heroinkonsum. Erstmals mit 21 Jahren war sie dann in Methadonsubstitution, seitdem immer.

Bis ins junge Erwachsenenalter hatte sie noch nie eigenständig gewohnt, mit 22 Jahren bezog sie ein eigenes Appartement. Zuvor war sie seit Beendigung der stationären Eingliederungshilfe für junge Erwachsene wohnungslos gewesen. Es erfolgte eine Begleitung durch ein Angebot für obdachlose psychisch erkrankte Frauen. Mit erfolgreichem Bezug der Wohnung musste diese Begleitung beendet werden. Trotz eigener Wohnung lebte sie überwiegend auf der Straße, bewegte sich in der Drogenszene und hatte oft gewalttätige Partner.

Im Alter von 27 Jahren wurde eine seit Erreichen der Volljährigkeit bestehende gesetzliche Betreuung wegen mangelnder Kooperation aufgehoben. Ein ambulantes Betreutes Wohnen lief aus demselben Grund aus. Im gleichen Jahr kam es zu einer ungeplanten Schwangerschaft, sofort nach der Geburt nahm das Jugendamt das Kind in Obhut. Zwei Jahre später entwickelte Frau Kemper erstmals einen Verfolgungswahn und im Weiteren wurde die Diagnose einer paranoiden Schizophrenie gestellt.

Später meldete sich ein Verwandter, einige Wochen darauf meldeten sich auch ihre Eltern bei uns und wiesen auf die sich verschlechternde psychische Situation und den drohenden Wohnungsverlust hin.

Bei einem daraufhin durchgeführten Hausbesuch kam es zu einem positiven Erstkontakt. Frau Kemper vereinbarte auch Folgetermine, die sie zunächst wahrnahm, die Termine nach dem dritten Mal allerdings abbrach und in der Folge trotz der immer näher rückenden Räumung gar nicht mehr erreichbar war. Es bestand eine hochgradige Wohnungsverwahrlosung und der Vermieter nutzte einen Fehler des Sozialamts (mehrmonatige Rückstände durch Fehlüberweisung der Miete bei Wechsel des Vermieterkontos) zur Kündigung. Durch Nichtkooperation von Frau Kemper beim Versuch der Fachstelle »Wohnen« und des SpDi, einen Räumungsschutz zu erwirken, konnte die Räumung nicht abgewendet werden. Nach der

Räumung übernachtete Frau Kemper mehr oder minder regelmäßig bei einem deutlich älteren, ebenfalls opioidabhängigen Mann. Über Freunde fand sie kurzfristig wieder eine Wohnung, die sie bereits im Folgejahr durch einen Wohnungsbrand abermals verlor. Sie zeltete daraufhin mit ein oder zwei anderen Personen an wechselnden Stellen in Parks.
Sie begann dann eine Behandlung in der Substitutionsambulanz des Gesundheitsamtes, in der sie auch eine psychosoziale Betreuung erhielt. Bei einer niedergelassenen Fachärztin ließ sie sich mehr oder minder regelmäßig Medikamente wegen ihrer Psychose verordnen. Trotzdem gab es immer wieder Unterbringungen nach PsychKG wegen desorganisierten Verhaltens im öffentlichen Raum. Im Alter von 31 Jahren wurde erneut eine gesetzliche Betreuung eingerichtet. Im folgenden Jahr ließ sich Frau Kemper auf die Behandlung mit einem Depotneuroleptikum in einer Institutsambulanz ein, die sie für rund zwei Jahre fortführte.

Was sich in der Begleitung von Frau Kemper zunächst positiv anließ, kippte doch wieder in eine negative Richtung. So steigerte sich in dieser Zeit ihr Amphetaminkonsum und damit auch das Ausmaß aggressiven Verhaltens. Es gab mehrere längere Unterbringungen nach dem Betreuungsrecht (BtR), jedoch ohne nachhaltigen Erfolg. Sie lehnte das Angebot eines Einzelzimmers in einem Hotel für psychisch kranke Menschen ab, ebenso in Hotels, »wo Ausländer wohnen«, wie sie es formulierte. Ihre hochgradige Abneigung gegen Menschen mit Migrationshintergrund brachte sie auch in den offenen Angeboten der Wohnungslosen- und Suchtkrankenhilfe massiv zum Ausdruck, sodass sie dort inzwischen überall wegen aggressiven und rassistischen Verhaltens Hausverbot hat. Die Begleitung durch das Angebot für wohnungslose psychisch kranke Frauen wurde eingestellt, weil keinerlei Zusammenarbeit mehr möglich war.

BEISPIEL (FORTSETZUNG)

Die Begleitung durch das Angebot für obdachlose psychisch kranke Frauen wurde wieder aufgenommen. Nachdem sich eine Arbeitsbeziehung entwickelt hatte, konnte Frau Kemper für fast drei Jahre ein Appartement für wohnungslose Frauen nutzen, wegen eklatanter Verletzung aller Hausregeln bei eskalierendem Heroinkonsum wurde diese Möglichkeit jedoch auch wieder beendet. Fortan zeltete sie erneut im Park.

Zwei Jahre später brach sie die Substitutionsbehandlung ab, danach erfolgte eine lockere Begleitung durch Streetwork. Aufgrund gehäufter Meldungen über störendes Verhalten und Verschlechterung der gesundheitlichen Situation wurde etwa ein Jahr später die Begleitung durch das aufsuchende Angebot für obdachlose psychisch kranke Frauen wieder aufgenommen mit dem Ziel einer Begleitung bis zu einer längerfristigen geschlossenen Unterbringung, parallel dazu versuchte der SpDi, Frau Kemper anzutreffen, um ein Attest zur Beantragung einer betreuungsrechtlichen Unterbringungsgenehmigung durch den Betreuer zu erstellen.

Inzwischen ist Frau Kemper mit Beschluss nach BtR geschlossen in einer psychiatrischen Klinik untergebracht. Dort hat eine Helferrunde mit der BtR-Betreuung, der Substitutionsambulanz, dem SpDi, dem Angebot für psychisch erkrankte obdachlose Frauen und der Notschlafstelle für obdachlose Frauen, der Stationsärztin und dem Kliniksozialdienst stattgefunden. Es konnte keine Perspektive entwickelt werden, außer einer Fortsetzung der Behandlung mit dem Ziel, Frau Kemper für eine erneute antipsychotische Behandlung zu gewinnen und dann in eine geschlossene Wohneinrichtung zu verlegen. Frau Kemper selbst lehnt Hilfen ab oder benennt Fernziele, die kurz- bis mittelfristig nicht erreichbar sind. Sie hat inzwischen Pflegegrad 2, für die Unterbringung in einer Einrichtung ist allerdings Pflegegrad 3 erforderlich.

Die nunmehr vierzigjährige Frau Kemper ist seit vielen Jahren wohnungslos, seit einigen Jahren zeltet sie wieder gemeinsam mit anderen in wechselnden Parks und Grünanlagen. Tagsüber hält sie sich in der Innenstadt auf. Die inzwischen elfjährige Tochter lebt in einer Pflegefamilie, Besuchskontakt nahm Frau Kemper zunächst nur unregelmäßig, seit vielen Jahren gar nicht mehr wahr. Sie bezieht seit etwa zwanzig Jahren Grundsicherung wegen Erwerbsminderung und ist privat krankenversichert. Die Police schließt die Substitutionsbehandlung aus. Diese kann damit nur auf Selbstzahlerbasis erfolgen. Die gesetzliche Betreuung sichert den Leistungsbezug und ermöglicht gelegentliche stationäre Unterbringung wegen gesundheitlicher Eigengefährdung.
Problematisch ist der zunehmende Amphetamingebrauch mit dem damit einhergehenden aggressiven Verhalten. Kontakte zum SpDi gibt es nur in Krisensituationen oder in alltäglichen Zufallsbegegnungen im öffentlichen Raum, wo sie bettelt oder Drogen kauft und konsumiert. Selbst wenn es ihr schlecht geht, lehnt sie jede Hilfe ab. Sobald es ihr etwas besser geht, benennt sie als Ziele: eigene Wohnung, Familie, Drogenabstinenz. An der aktuellen Situation ansetzende Schritte in diese Richtung lehnt sie allerdings ab.

Als Hypothese lässt sich formulieren, dass es nach dem Scheitern des Versuchs, durch eine Schwangerschaft eine Lebenswende herbeizuführen, zu einer tiefgreifenden Resignation gekommen ist, die es Frau Kemper unmöglich machte, eine Zukunftsperspektive zu entwickeln und sich aus der Abhängigkeit von der Herkunftsfamilie zu lösen. Erschwerend kommt hinzu, dass für die Substitutionsbehandlung ein Leistungsausschluss in ihrem Versicherungsvertrag besteht, weswegen diese nur erfolgen kann, wenn der Vater, zu dem ein hochambivalentes Verhältnis besteht, diese bezahlt, was destabilisierende persönliche Kontakte zu ihm erforderlich macht. Ein Wechsel in die gesetzliche Krankenversicherung wurde von den gesetzlichen Betreuern immer wieder versucht, war jedoch rechtlich nicht umsetzbar. Zudem erträgt sie das Alleinsein nicht und vermeidet dies durch wahllose Kontaktaufnahmen, was den Wohnungserhalt oder die Distanzierung von der Drogenszene immens erschwert. Jenseits von Interventionen in lebensbedrohlichen Situationen ergeben sich keine Handlungsansätze. Die Situation kann nicht so bleiben, es zeigt sich jedoch keine Möglichkeit, sie zu verändern.

Für Helfende ist es in aussichtslos erscheinenden Situationen wichtig, nicht zu resignieren, nicht an der eigenen Arbeit zu zweifeln, sondern zuversichtlich, zumindest für kleine Schritte, zu bleiben.

Viel Hilfe, wenig Entwicklung

Im Folgenden geht es noch einmal um den bereits erwähnten Herrn Wohner. An seinem Beispiel wird deutlich, dass zuweilen zwar viel Hilfe geboten und auch angenommen wird, dass allerdings die Schritte hin zu einer durchschlagend positiven Entwicklung sehr klein bleiben.

BEISPIEL

Ursprünglich hatte sich das Sozialamt beim SpDi gemeldet mit der Bitte, sich um einen neuen Klienten zu kümmern. Daraufhin war er als Erstes zu einem Gespräch eingeladen worden und auch zu dem vereinbarten Termin erschienen.

Aus dem vom Leistungserbringer erstellten Behandlungs- und Rehabilitationsplan für eine ambulante Eingliederungsmaßnahme (Betreutes Wohnen) ging hervor, dass Herr Wohner sehr still, ängstlich, introvertiert und verschlossen gewirkt hatte. Er lebte zurückgezogen und hatte außer der Familie kaum stabile soziale Kontakte, bezeichnete sich selbst als das Sorgenkind der Familie (das jüngste von drei Geschwistern). Die Eltern seien geschieden. Außerdem sei er Neuem und Unbekanntem gegenüber sehr ängstlich. An vertrauten Orten fühle er sich verwurzelt, könne sich aber nur sehr schwer lösen. Seinerzeit stand ein Umzug aus der alten Wohnung bevor, den er aus eigener Kraft und mit familiärer Hilfe eigenständig realisieren wolle.

Bei Erstgesprächen ist es zunächst wichtig, einen Kontakt herzustellen und eine Vertrauensbasis für die weiteren Gespräche herzustellen. Dann führt der Sozialpsychiatrische Dienst eine erste Hilfebedarfsermittlung durch. Hier orientiert er sich an der aktuellen Problemlage, der bisherigen Lebensgeschichte, den Ressourcen und Defiziten der betroffenen Person, an ihren eigenen Vorstellungen und Wünschen sowie an den fachlichen Einschätzungen. Dabei werden im Hinblick auf das weitere Vorgehen die verschiedenen Möglichkeiten und Maßnahmen der unterschiedlichen Kostenträger ins Visier genommen. In diesem Fallbeispiel schien die Unterstützung durch eine Eingliederungsmaßnahme am geeignetsten.

Erstanfragen anderer Behörden und Verwaltungen (Sozialamt, Jobcenter, Jugendamt etc.) gehören zum Alltag im SpDi. Meistens gibt es mehr oder weniger umfangreiche Vorinformationen. Deshalb ist es notwendig, dass sich die Mitarbeitenden des Dienstes erst einmal selbst einen Eindruck von der betreffenden Person und ihrer psychosozialen Situation verschaffen. Gefragt ist deshalb zunächst eine vertrauensvolle Kontaktaufnahme. Dazu gibt es verschiedenen Modalitäten: Anschreiben per Brief mit Terminvorschlag, Anruf (falls Telefon- oder Handynummer mitgeteilt wurden), Hausbesuch (in der Regel erst nach erfolgloser postalischer Kontaktaufnahme) mit Ankündigung oder ohne Ankündigung (falls Schwierigkeiten im Kontaktverhalten vorab geschildert wurden). Es kann auch hilfreich sein, die Mitarbeitenden der anfragenden Behörde bei dieser Kontaktaufnahme mit einzubeziehen.

BEISPIEL (FORTSETZUNG)

Aus der ärztlichen Stellungnahme ging hervor, dass Herr Wohner aufgrund einer psychischen Erkrankung zum Personenkreis des

§ 39 (1) Satz 1 des damaligen Bundessozialhilfegesetzes gehörte. Aktuell sei er krankheitsbedingt nicht in der Lage, ein selbstständiges Leben zu führen. Ziel der Eingliederungsmaßnahme sei es, ihn zu befähigen, seine aktuelle Lebenssituation besser zu bewältigen, eigene Problemlösungsstrategien zu erarbeiten, eine Zukunftsperspektive zu entwickeln und diese Versuche mit begleitender Hilfe umzusetzen.

Bei einem weiteren Gespräch im SpDi acht Monate nach dem Erstgespräch gab Herr Wohner an, dass sein Versuch, allein zu leben, gescheitert sei. Er benötige weiterhin begleitende Hilfe, habe »Angst vor der Stadt«. Eine ambulante Psychotherapie habe er inzwischen beendet. Es wurde eine Arbeitserprobung im Berufsförderungswerk erörtert.

Aus dem Gutachten zur Verlängerung der Eingliederungsmaßnahme ging hervor, dass Herr Wohner an Konzentrationsstörungen, Angst- und Panikattacken, Antriebsmangel, Gedankenabbrüchen, Wahnsymptomatik und zwanghaften Waschritualen leide. Er habe große Schwierigkeiten, öffentliche Verkehrsmittel zu benutzen und seine sozialrechtlichen Ansprüche geltend zu machen. Bei Arztterminen und Behördengängen sei er auf Begleitung angewiesen. Durch die Beschäftigungsmaßnahme habe er eine feste Tagesstruktur, soziale Kontakte und somit eine Belastungserprobung für die beantragte Rehabilitationsmaßnahme.

Bei einem erneuten Gespräch mit der Sozialarbeiterin im SpDi berichtete Herr Wohner, dass er nunmehr Arbeitslosengeld II beziehe, aber derzeit nicht vermittelt werde, da noch eine Untersuchung des ärztlichen Dienstes der Arbeitsagentur bevorstehe. In dem Gespräch wirkte er verunsichert, ging unruhig im Zimmer umher und verließ den Raum unvermittelt. Zehn Minuten später rief er an und teilte mit, dass er Kreislaufprobleme habe und sich eine Woche später wieder melden wolle. Das tat er nicht.

Stattdessen meldete sich der Vater, der berichtete, sein Sohn sei überfordert damit, den Antrag auf Verlängerung des Arbeitslosengeldes II zu stellen. Herr Wohner erhielt das Angebot, sich zu melden, was er prompt nach nur dreißig Minuten tat und im Sekretariat erschien. Allerdings konnte er der Aufforderung, bis zum Ende des noch laufenden Gesprächs der Sozialarbeiterin zu warten, nicht folgen und verließ die Dienststelle wieder. Später meldete er sich telefonisch und entschuldigte sich. Er benötige weiterhin Hilfe.

In einer telefonischen Rücksprache teilte die Wohnbetreuerin mit, dass Herr Wohner in die psychiatrische Institutsambulanz gewechselt sei und einen neuen Psychiater habe. Eine erneute stationäre Behandlung lehne er ab. Wenig später meldete sich seine Mutter und erzählte, dass er in seinem Alltag nicht mehr zurechtkomme. Die ambulante Wohnbetreuung reiche nicht aus. Außerdem lehne er diese zunehmend ab. Er komme mit dem verfügbaren Geld nicht aus, müsse dann mehrere Tage hungern.

Bei einem Hausbesuch konnte sich die Sozialarbeiterin vom Zustand der Wohnung überzeugen: Sie war ungepflegt und vollgestopft, aber nicht gänzlich ungemütlich eingerichtet. Herr Wohner äußerte offen, dass er Panikzustände habe, sodass beschlossen wurde, die ambulante Wohnbetreuung zu beenden und stattdessen eine sozialpädagogische Einzelfallhilfe einzurichten. Es wurde ein Einsatz von fünf Stunden wöchentlich durch eine Psychologin über ein Jahr vereinbart.

Bei einem weiteren Hausbesuch stellte die Sozialarbeiterin ihm die Einzelfallhelferin vor. Nach einiger Zeit berichtete diese Einzelfallhelferin, dass Herr Wohner einen Arzttermin nicht wahrgenommen habe, seine Wohnung nur sehr selten verlasse und völlig isoliert lebe. Deutlich wurde zudem, dass er Stimmen hörte, die seinen Alltag beeinflussten. Der behandelnde Arzt habe eine stationäre Behandlung empfohlen.

Es zeigt sich, dass durch die ursprüngliche Kontaktaufnahme seitens des Sozialpsychiatrischen Dienstes eine Vertrauensbasis hergestellt und eine Eingliederungsmaßnahme vermittelt werden konnte. Insofern war der SpDi zunächst von einer akuten Intervention und Begleitung entbunden. Dennoch ist es im Falle von komplexeren Konstellationen gleichermaßen wichtig, mit den Betroffenen im Gespräch zu bleiben. Im »Behördensprech« bedeutet das, sich den Vorgang auf »Wiedervorlage« zu legen. Natürlich kommt es unwillkürlich zu erneuten Kontakten, wenn sich die Betroffenen, deren An- und Zugehörige sowie andere Beteiligte zwischenzeitlich melden. Dann ist eine schnelle und kontinuierliche Ansprech- und Erreichbarkeit wichtig, was die Effektivität von Maßnahmen erhöht. So ist es durchaus hilfreich zu wissen, wann und wie eine betroffene Person am besten erreicht werden kann. Zeitweise kann es sinnvoll sein, kontinuierliche Kontakte anzubieten (einmal pro Woche oder Monat), um über die Entwicklung und die aktuelle Verfassung der Betroffenen auf dem Laufenden zu bleiben. Allein eine solche Struktur regelmäßiger Termine kann sich positiv auf den Gesundheitsprozess auswirken.

Aus dem Abschlussbericht des Leistungserbringers ging hervor, dass Herr Wohner die geleistete Betreuung als hilfreich eingeschätzt, allerdings nur in sehr begrenzten Teilbereichen seines Lebens Unterstützung zugelassen habe. Während des Betreuungsverlaufs sei das Vertrauensverhältnis stabil geblieben. Er sei zunächst ungefähr drei Monate lang an vier Tagen in der Woche in ein Beschäftigungsprojekt für jeweils vier Stunden gegangen. Während dieser Zeit habe er regelmäßig, pünktlich und sehr zuverlässig gearbeitet. Es sei offensichtlich gewesen, dass ihm die kreative Beschäftigung, soziale Kontakte und regelmäßige Mahlzeiten gutgetan hätten. Nach einem gewünschten Urlaub sei es trotz vielfältiger Unterstützungsbemühungen jedoch nicht gelungen, einen erneuten Einstieg in das Projekt zu finden. Vielmehr habe sich sein Aktionsradius zunehmend verkleinert. Auch in Begleitung sei er von Angst-

und Panikattacken überwältigt gewesen. Er habe zunehmend keinen Zugang zu einer möglichen Veränderung gezeigt und sich in der Folge vollständig isoliert. Vor dem Hintergrund einer offensichtlich sehr unterschiedlichen Selbst- und Fremdwahrnehmung wurde dringend eine weitere Betreuung von Herrn Wohner empfohlen. Vorrangig sei, eine kontinuierliche ärztliche Behandlung zu gewährleisten.

An diesem Punkt hat der Sozialpsychiatrische Dienst eine doppelte Funktion: Einerseits gilt es, mit den Betroffenen in Kontakt zu bleiben, andererseits soll der SpDi die Außeneinschätzungen und Fremdwahrnehmungen in seine Bewertung einbeziehen. Grundsätzlich ist dafür die Helferkonferenz vorgesehen, wenn es um die Weiterbewilligung einer Teilhabemaßnahme geht.

Ein hygienisch und körperlich desolater Zustand einer Person ist Anzeichen dafür, dass die Verwahrlosung an eine Selbstgefährdung grenzt. Hilfen erzielen aber trotzdem oft nur einen zeitlich begrenzten Effekt.

BEISPIEL (FORTSETZUNG)

Herr Wohner schaffte es nicht, seine Wohnung halbwegs in Ordnung zu halten. Wenngleich er durchaus gestalterische Ambitionen hatte, sein Zimmer mit allerlei Bildern und Kunstgegenständen auszustatten, gelang es ihm nicht, diese zu pflegen. Binnen kurzer Zeit vermüllte er, schaffte es nicht, den Abfall zu entsorgen, was damit zusammenhing, dass er seine Wohnung nicht verlassen konnte. Der Radius seiner Außenaufenthalte reduzierte sich im Laufe der Jahre immer weiter. Das führte zwangsläufig dazu, dass er nicht mehr in der Lage war, einzukaufen, und sich stattdessen einen Einkaufsdienst leistete. Außerdem ließ er sich häufig Pizza in die Wohnung liefern. Manchmal aß er dann nur wenige Happen davon. Daneben war er ein intensiver Raucher, seine Wohnung war entsprechend verraucht.

Im weiteren Verlauf wurde eine weitere komplementäre Hilfe eingesetzt. Dies geschah zunächst auf Initiative der inzwischen bestellten rechtlichen Betreuerin. Ziel war es vor allem, ein Wegetraining zu absolvieren, um seinen Aktionsradius zu erweitern, also regelmäßig die Wohnung für Einkäufe, Arztbesuche und Freizeitaktivitäten zu verlassen. Im Verlauf zeigte sich, dass Herr Wohner große Probleme bekam, das ihm zur Verfügung stehende Geld einzuteilen.

Der Kontakt zu beiden Eltern blieb indessen erhalten. Mit dem Vater telefonierte er, die Mutter kam gelegentlich zu Besuch. Außerdem hatte er zwischenzeitlich eine lockere Beziehung zu einer Freundin, die ihn anfangs täglich besuchte, mittlerweile jedoch keinen Kontakt mehr zu ihm hatte. Er war zunehmend nicht in der Lage, seine Freizeit sinnvoll und für ihn zufriedenstellend zu gestalten, er saß den ganzen Tag mehr oder weniger antriebsarm in seiner Wohnung, rauchte unentwegt und ernährte sich ungesund bis gar nicht mehr. Dies führte zu einem erneuten Klinikaufenthalt.

Vor der Aufnahme zeigte sich dem SpDi beim Hausbesuch folgendes Bild: Herr Wohner saß in seiner Wohnung umgeben von Bergen von Pizzaverpackungen mit verdorbenen Lebensmittelresten sowie geleerten Zigarettenpackungen, nicht entsorgtem Abfall, verschmutztem Geschirr, auf dem die Essensreste verkrustet oder mit einer dicken Schimmelschicht bedeckt lagen. In all dem Unrat fand sich ein geöffnetes Päckchen mit Süßigkeiten, das ihm seine Mutter geschickt hatte. Die Toilette war noch begehbar, allerdings türmte sich die Wäsche vor der offensichtlich länger nicht benutzten Waschmaschine. Eine ambulante Hilfe war auch nach Einschätzung des SpDi in dieser Situation nicht mehr ausreichend, da sich zu viele Probleme angesammelt hatten.

Während der Klinikbehandlung wurde Herr Wohner zweimal vom SpDi aufgesucht, um den Kontakt aufrechtzuerhalten und weiter im Gespräch zu bleiben. Dabei war einmal auch die rechtliche Betreuerin anwesend. Mit der behandelnden Ärztin wurde die weitere Therapieplanung erörtert. Dabei ging es vor allem um die Stabilisierung des gesundheitlichen Zustands und um die weiteren Maßnahmen nach der Entlassung aus dem Krankenhaus.

Nach der Entlassung stellte sich in kurzer Zeit wieder das alte Bild dar: Herr Wohner pflegte sich nicht, entsorgte nicht den Müll, verdunkelte sein Zimmer und lüftete es nicht. Bei einem Hausbesuch etwa ein Vierteljahr nach Entlassung gab er – in wieder abgemagertem Zustand – an, dass er eine »Lebensproblematik« habe, die ihn an die Wohnung fessle. Er brauche seine »Wohnungsatmosphäre«. Angesprochen auf den verwahrlosten Zustand seiner Umgebung antwortete er, dass er »Künstler« sei. Es sei seine Privatatmosphäre, es sei unfair, darüber zu urteilen. Bei weiteren Hausbesuchen engte sich der Kontakt zunehmend auf kurze Episoden an der Wohnungstür ein. Schließlich war Herr Wohner nur noch mit einer Weste bekleidet. Nach Rücksprache mit der rechtlichen Betreuerin wurde er gegen seinen Willen und mit Amtshilfe erneut in die Klinik gebracht, insgesamt vier Monate.

Nach der neuerlichen Entlassung kam erschwerend hinzu, dass er den Kontakt zu seinen Wohnbetreuerinnen immer weiter einschränkte, sodass diese sich nicht mehr in der Lage sahen, ihm eine adäquate Hilfe anzubieten, und die Maßnahme schließlich komplett einstellen mussten.

Ein daraufhin angesetztes Gutachten zur Frage der Unterbringung kam zu der Schlussfolgerung, dass eine Unterbringung zur Heilbehandlung in einer Klinik nicht gesehen werde, ebenso keine akute Eigen- oder Fremdgefährdung. Unabhängig davon wurde Herr Wohner auf Dauer als nicht allein wohnfähig eingeschätzt. Die Gutachterin hielt es für erforderlich, dass er in einer stationären Pflegeeinrichtung versorgt werden müsse und dies bei fehlender Krankheits- und Behandlungseinsicht auch im Rahmen einer gesetzlichen

Unterbringung. Nach Bescheid der Kostenübernahme wurde Herr Wohner mit Amtshilfe durch Polizeieinsatz mit einem Krankentransport in eine Einrichtung außerhalb der Stadt gebracht.
Die Eingewöhnung in die Einrichtung fiel ihm schwer. Er hatte dort ein eigenes Zimmer, das er seinen Möglichkeiten entsprechend selbst bewirtschaftete. Medikamente nahm er unter Aufsicht regelmäßig ein, musste aber oft mehrfach dazu aufgefordert werden. Er nahm regelmäßig an den Mahlzeiten teil, wozu er ebenfalls je nach Verfassung erst aufgefordert werden musste. Bei einem Besuch durch den SpDi zwei Monate nach Aufnahme war es nur schwer möglich, mit ihm in ein Gespräch über seine Situation zu kommen. Er konnte nicht verstehen, warum er überhaupt eingeliefert worden war. Er sei gar nicht gefährdet gewesen und habe zu Hause genug gegessen. Der SpDi konstatierte, dass bei einer Rückkehr in die eigene Wohnung erneut eine Fehlernährung mit der Gefahr massiven Untergewichts, gravierende hygienische Probleme durch Desorganisiertheit sowie krankheitsbedingte Fehlhandlungen drohten. Die gerichtliche Unterbringung wurde nach sechs Monaten verlängert.
Bei einem zweiten Besuch nach einem halben Jahr berichteten die Betreuer, dass Herr Wohner in letzter Zeit den außerhäuslichen Kiosk aufgesucht habe. Er nehme die Gespräche in der Visite wahr und hole sich von allein die Medikamente. Er nehme allerdings keinerlei Rücksicht auf andere Mitbewohner.
Nach neun Monaten wurde Herr Wohner wieder in seine Wohnung entlassen. Beim ersten Hausbesuch wirkte er sehr aufgeschlossen. Er habe sich einiges vorgenommen und einen Psychiater gefunden, der zu ihm komme. Es wurde für die Medikamentengabe und Unterstützung im Haushalt ein häuslicher Krankenpflegedienst eingesetzt. Die medikamentöse Versorgung war zunächst über den niedergelassenen Facharzt gewährleistet. Der Pflegedienst berichtete nach sechs Wochen, dass es sehr schwer sei, die angestrebten Ziele

zu erreichen. Herr Wohner sei wieder an dem Punkt wie zuletzt, als er aufgrund seines desolaten Zustands die Wohnung zur Aufnahme in die Einrichtung hatte verlassen müssen.

Die Quintessenz des beschriebenen Falles ist eher ernüchternd. Herr Wohner hat im Laufe der Jahre sehr viele Hilfen und Unterstützung erhalten, ohne dass er daraus eine positive Entwicklung für sich erreichen konnte. Galt es in der Anfangsphase, den Kontakt zu ihm aufzubauen und Vertrauen herzustellen, ging es im weiteren Verlauf darum, angemessene Lösungen für die immer wieder – von außen betrachtet – selbstdestruktiven Verhaltensweisen zu finden. Dabei wurden verschiedene Hilfesysteme in Anspruch genommen.

Die Rolle des Sozialpsychiatrischen Dienstes bestand vor allem darin, nach der Kontaktaufnahme und Vertrauensbildung am Anfang der Begleitung nach Lösungsmöglichkeiten zu suchen und diese auch zu vermitteln. Über die Zeit hinweg betrachtet, blieb der SpDi konstanter Ansprechpartner für alle Beteiligten. Dabei konnte eine personelle Kontinuität weitgehend aufrechterhalten werden.

Am auffälligsten war in der Bilanz die erhebliche Diskrepanz zwischen der Selbst- und Fremdwahrnehmung und bei der Einschätzung der Lebensbewältigung. Während Herr Wohner immer wieder betonte, dass er auf dem Weg der Besserung sei und Lösungsmöglichkeiten für die Gestaltung seines Lebens sehe, waren die Mitarbeitenden des professionellen Hilfesystems sowie die Familienangehörigen eher der Überzeugung, dass es ihm nicht gelinge, sein Leben eigenverantwortlich und ohne Unterstützung von außen zu führen. Während viele Leistungserbringer in solchen Situationen aus dem Hilfe- und Unterstützungsprozess aussteigen, sofern keine sichtbaren Veränderungen erkennbar werden, bleibt der SpDi eine regelmäßige »Ansprechinstanz« in der Lebensbegleitung der Betroffenen. Der Wirkungserfolg in der Arbeit ist am ehesten darin zu sehen, eine Verschlechterung aufzuhalten.

Selbstkritisch ist anzufügen, dass eventuell ein stärkerer Einbezug der Angehörigen hilfreich gewesen wäre. Womöglich könnte in solchen Konstellationen auch der Einsatz von Genesungsbegleiter*innen förderlich sein. Allerdings hat sich diese Perspektive erst in den vergangenen Jahren entwickelt. Ihr Einsatz ist in Sozialpsychiatrischen Diensten noch die Ausnahme.

Sozialpsychiatrische Dienste werden von den anderen Beteiligten des Hilfesystems nicht immer zeitnah über Zustandsverschlechterungen informiert. Auch sind sie häufig an dem Verfahren zur Unterbringung nach dem Bürgerlichen Gesetzbuch nicht beteiligt. Gute Kontakte zu gesetzlichen Betreuer*innen sind ratsam!

Was ist der »freie« Wille der Betroffenen?

Das folgende Beispiel kommt auf Frau Reis zurück, zu der es zunächst zu gar keinem Kontakt kam, jedoch der Vater sehr belastet erschien, der sich um seine Tochter sorgte, aber dann den Kontakt zu ihr verloren hatte. Vor diesem Hintergrund wandte er sich an den Sozialpsychiatrischen Dienst. An Frau Reis wird deutlich, wie schwer es zuweilen ist, herauszufinden, was der freie Wille einer Person ist, das heißt im juristischen Sinn ihre Fähigkeit, sich durch Nachdenken für oder gegen etwas zu entscheiden und einzusetzen und entsprechend ihre Bemühungen für ein bestimmtes Ziel zu mobilisieren oder ob stattdessen etwa Drogenabhängigkeit das Verhalten bestimmt. Hilfemaßnahmen müssen dann mit dieser Ambivalenz umgehen.

BEISPIEL

Herr Reis wurde zunächst bezüglich seiner Tochter eingehend zu den verschiedenen Möglichkeiten der Behandlung, Beratung, Betreuung und gegebenenfalls Überleitung in eine Eingliederungshilfe aufgeklärt. In mehreren persönlichen Gesprächen berichtete er über das bisherige Leben seiner Tochter, sodass allmählich ein

Gesamtbild ihrer Entwicklung aus seiner Sicht entstand. Er wirkte dabei zunehmend überfordert mit der Bewältigung der komplizierten Situation.

Er bemühte sich, Klarheit zu bekommen zu den Überlegungen und Planungen für eine erneute Eingliederungshilfe seitens des SpDi für seine Tochter. Dabei wurde bald deutlich, dass er in einen Ambivalenzkonflikt geriet: Auf der einen Seite konnte er seine Tochter persönlich nicht mehr erreichen und litt unter dem Kontaktabbruch. Andererseits informierte er sich über Behandlungs- und Unterbringungsmöglichkeiten außerhalb der Großstadt. Er nahm zu verschiedenen geschlossenen Einrichtungen in anderen Bundesländern Kontakt auf. Außerdem regte er die Einrichtung einer rechtlichen Betreuung beim zuständigen Betreuungsgericht an. Zu dieser Zeit war es trotz verschiedener Bemühungen (Anrufe in der Klinik, in Wohnungsloseneinrichtungen, beim Jobcenter und bei der Polizei) nicht möglich, seitens des SpDi Kontakt zu Frau Reis zu bekommen.

Im Alter von zwanzig Jahren, so berichtete Herr Reis, habe die Tochter eine erste psychotische Episode erlebt, in deren Folge nach langer Überlegung eine stationäre Behandlung erfolgt sei. Davor hatte sie mehrfach andere Menschen körperlich attackiert, es seien Polizeieinsätze notwendig geworden, weil sie im Haus laute Musik gehört und gegen Wohnungstüren und Briefkästen getreten habe. In dieser Zeit habe sie auch Drogen konsumiert, wobei sie erste Erfahrungen damit bereits mit 15 Jahren gemacht habe. Schließlich erfolgte die Kündigung der Wohnung, während sie sich in der Klinik befand. Anschließend wurde sie über drei Monate in einer Kriseneinrichtung sowie, ebenfalls für ein paar Monate, in einer Einrichtung der Psychiatrieerfahrenen versorgt.

Innerhalb von drei Jahren folgten mehrere weitere stationäre Behandlungen in der zuständigen Pflichtversorgungsklinik, aber auch

in anderen Kliniken, teilweise mit Zwangsunterbringung, die bis zu einigen Wochen dauerten. Frau Reis hatte in den vergangenen Jahren verschiedene Eingliederungshilfen erhalten. In der ersten intensiv betreuten Wohngemeinschaft blieb sie drei Jahre. Dies endete mit der fristlosen Kündigung wegen körperlicher Übergriffe gegenüber einem Mitbewohner (Partner) und exzessiven Suchtmittelkonsum. Meist waren stationäre Behandlungen mit Unterbringungen nach dem BGB notwendig, die durch die zwischenzeitliche Einrichtung einer gesetzlichen Betreuung realisiert wurden.
Im Zusammenhang mit einer Hilfekonferenz vor Aufnahme in die therapeutische Wohngemeinschaft (TWG) hatte der Vater wieder Kontakt zu seiner Tochter gefunden. Deshalb konnte ein gemeinsames Gespräch mit ihm und der zuständigen Leiterin der TWG stattfinden. Die Betroffene stürmte ungebremst und angespannt wirkend ins Zimmer. Sie trug eine warme Mütze, hielt sich gelegentlich die Nase zu und auch die Luft an. Darauf angesprochen, erwiderte sie, dass sie das gar nicht mache. Dabei erweckte sie den Eindruck, dass sie sich Mühe gab, am Gespräch teilzunehmen, gleichzeitig wirkte sie aber innerlich angespannt, sodass sich die Frage stellte, ob sie durch innere Stimmen womöglich abgelenkt war. Darauf angesprochen, gab sie an, dass das nicht stimme. Auf einige Fragen wollte sie keine Antwort geben, zum Beispiel wie viel Geld sie zur Verfügung habe. Dies sei »ihre Sache«. Nach Angaben der Wohnbetreuerin stünden fünf bis zehn Euro pro Tag zur Verfügung. Sie teilte außerdem mit, dass sehr viel Überredungskraft für die Teilnahme an dem Gespräch notwendig gewesen sei.
In den ersten Monaten nach Einzug in die TWG kam es aufgrund der Unbeholfenheit von Frau Reis in sozialen Interaktionen sowie durch Störungen der Nähe-Distanz-Regulation, vor allem in Form von provokantem und aggressivem Verhalten, zu mehreren stationären Kurzaufenthalten. Nach anfänglich schweren Auseinander-

setzungen innerhalb der TWG entspannte sich die Situation. Frau Reis ging regelmäßig in die Institutsambulanz, bekam kontinuierlich Medikamente als Depotinjektion und bemühte sich um Reduktion ihres Drogenkonsums. Trotz der positiven Entwicklung zeigte sie in allen im Behandlungs- und Rehabilitationsplan beschriebenen Lebensbereichen schwere Beeinträchtigungen. Es war ihr vor allem kaum möglich, einen geregelten Tagesablauf für sich zu finden und eine entsprechende Tagesstruktur zu erarbeiten. Ihre Konzentrations- und Auffassungsfähigkeit waren sehr begrenzt. Es wurde deutlich, dass zu viele Reize und Kontakte sie überforderten.

In jener stabilen Phase geriet sie nicht in Konflikt mit Mitbewohner*innen, konnte sich ihren Hobbys zuwenden, sogar vorübergehend einer regelmäßigen Beschäftigung (Postkartengestaltung) nachgehen und war zwei Jahre lang nicht in stationärer Behandlung. Allerdings war die Gruppengröße in dieser Zeit zeitweise auf fünf (von ursprünglich sieben) Bewohner*innen reduziert.

Nach fristloser Kündigung wegen mehrfachen Regelverstoßes in der TWG mit teilweise stalkingartigen Übergriffen auf Mitarbeiter*innen wurde Frau Reis zunächst in der Klinik behandelt, ließ sich dann aber vorzeitig entlassen. Darüber wurde der SpDi nicht informiert. Es folgten eine Unterbringung in einer Einrichtung für wohnungslose Menschen, die Vorstellung in der Hilfeplankonferenz sowie die Planung einer Aufnahme in einer anderen TWG (vier Personen) bei einem anderen Träger.

Auch in der neuen TWG bahnte sich eine partnerschaftliche Beziehung mit ähnlich kritischem Verlauf wie in einer früheren Wohngemeinschaft an, das heißt: Erhöhung des Suchtmittelkonsums, gewalttätige Übergriffe gegenüber dem Freund und schließlich eine erneute Kündigung nach mehreren Abmahnungen. Den Kontakt zu ihren Angehörigen hatte sie trotz zwischenzeitlicher Abbrüche nie komplett abreißen lassen. Dieser war jedoch durch sehr konfliktbeladene Interaktionen gekennzeichnet. Schließlich erfolgte wieder ein längerer Krankenhausaufenthalt, in dessen Verlauf sie sich unter kontinuierlicher Psychopharmakotherapie deutlich stabilisieren konnte.

Frau Reis litt zusammengefasst unter einer chronifizierten psychiatrischen Störung in Kombination mit einer Suchterkrankung. Es bestand eine wesentliche Beeinträchtigung der Teilhabe hinsichtlich des Umgangs mit nichtbehinderten Menschen (§ 58 SGB IX), des gemeinschaftlichen, geselligen und kulturellen Lebens (§ 58 SGB IX) sowie des selbstbestimmten Lebens in eigener (ggf. betreuter) Wohnung (§ 55 SGB IX). Außerdem mangelte es ihr an einem (außerberuflichen) Umgang mit Freunden und Bekannten, einer sinnstiftenden, den Neigungen und Fähigkeiten entsprechenden Tätigkeit (bezahlt oder unbezahlt) und einer beruflichen Qualifikation sowie an der Übernahme beruflicher und familiärer Rollen. Teilweise wurden die Defizite durch eine rechtliche Betreuerin kompensiert.

Die Notwendigkeit der intensiven Behandlung wurde auch in dem Unterbringungsgutachten unterstrichen. Dort hieß es, dass Frau Reis unter einer chronifizierten Schizophrenie leide sowie einen schädlichen Gebrauch von illegalen Drogen (Cannabis) betreibe. Es bestünde die Gefahr, dass sie sich ohne stationäre Unterbringung selbst erheblichen gesundheitlichen Schaden zufügen könnte: eine Verhinderung der Möglichkeit zur Durchführung von Rehabilitationsmaßnahmen bzw. Maßnahmen zur psychosozialen Reintegration, eine Weiterentwicklung der Residualsymptomatik der psychotischen Erkrankung, also eine weitere Chronifizierung der Erkrankung. Krankheitsbedingt vermöge die Betroffene die Notwendigkeit der Maßnahmen nicht zu erkennen und nicht nach dieser Einsicht zu handeln. Alternative Hilfe- oder Behandlungsmöglichkeiten bestünden offensichtlich nicht. Von einer vorangegangenen stationären Behandlung habe die Betroffene nicht nachhaltig profitieren können. Ambulante Unterstützungsmöglichkeiten habe sie nicht zu nutzen vermocht. Im Hinblick auf die Art und Schwere der Störung und auf das Ziel einer therapeutischen Maßnahme wurde empfohlen, die Betroffene für zunächst ein Jahr in einer geeigneten therapeutischen Wohneinrichtung unterzubringen.

Schließlich wurde Frau Reis in einer geschlossenen Einrichtung außerhalb der Großstadt nach dem Betreuungsrecht im BGB untergebracht. Die entsprechenden Planungen wurden überwiegend von der rechtlichen Betreuerin ohne Rücksprache mit dem SpDi organisiert. Nach Angaben der Angehörigen, die auch Kontakt zu ihr dorthin hatten und sie dort besuchten, ging es ihr deutlich besser. Dies bestätigten die Bezugsbetreuer*innen bei telefonischer Nachfrage. Sie nehme regelmäßig Medikamente ein und musiziere wieder.

Nach einiger Zeit suchte die rechtliche Betreuerin sie in der auswärtigen Einrichtung auf. Dabei gab Frau Reis an, dass sie wieder in die Stadt umziehen wolle. Eine Verlängerung der Unterbringung wurde durch das Betreuungsgericht vor Ort um letztmals zwei Jahre beschlossen. Die Angehörigen zeigten sich unzufrieden mit der Tatsache, dass die rechtliche Betreuung nicht an eine Person vor Ort übertragen wurde, da der Kontakt der bisherigen Betreuerin mit Frau Reis sehr spärlich war. Ohne Rücksprache bzw. Information des SpDi wurde Frau Reis nach Ende der Unterbringung in eine andere geschlossene Einrichtung verlegt, die näher an der Großstadt lag.

Die Möglichkeiten für den Sozialpsychiatrischen Dienst zur Intervention bei Frau Reis waren äußerst begrenzt. Das hing zunächst mit dem Umstand zusammen, dass initial kein unmittelbarer und persönlicher Kontakt zu ihr möglich geworden war. Die Maßnahmen seitens des SpDi konzentrierten sich auf die Beratung und Begleitung der Angehörigen, auf Recherchen nach dem Aufenthaltsort von Frau Reis sowie auf Kontaktversuche zu weiteren Beteiligten, insbesondere der rechtlichen Betreuerin zur Verlaufsbeobachtung. Eine weitere Schwierigkeit bestand darin, dass in den Zeiten, in denen Frau Reis in einer Eingliederungsmaßnahme vor Ort integriert war, aufgrund fehlender Problemmeldungen und begrenzter Kapazitäten seitens des SpDi kein kontinuierlicher Kontakt zu ihr möglich war und nötig erschien.

Während der auswärtigen Unterbringung war es wiederum Mitarbeiter*innen des SpDi dienstlich nicht möglich, einen Hausbesuch in der (ländlichen) Einrichtung vor Ort durchzuführen. Es gab im Team des SpDi auch großes Verständnis für den Wunsch von Frau Reis, wieder in die Stadt zu ziehen. Gleichzeitig waren aufgrund des vergangenen Verlaufs immer wieder die Grenzen des ambulanten Systems für eine adäquate Versorgung von ihr in der Stadt erkennbar. Ein weiteres generelles Problem bestand in der Tatsache, dass es nach wie vor eine traditionelle Trennung zwischen dem psychiatrischen und dem Suchtkrankenhilfesystem gibt. Plätze in der komplementären Versorgung für Menschen mit einer sogenannten Doppeldiagnose sind sehr spärlich. In der Regel wird ein Mindestmaß an Abstinenzmotivation gefordert, das Frau Reis in einem ambulanten Setting bislang nicht erfüllen konnte.

Es stellt sich gerade in ihrem Fall die ethisch schwierige Frage: Können wir Betroffene vom Suchtmittelkonsum durch »Wegsperren« abhalten oder akzeptieren wir die Begleitung eines Weges, der aus fachlicher Sicht nicht gesund ist? Dies knüpft unmittelbar an die Frage der freien Willensbildung der Betroffenen an: Entsteht der momentane Entschluss, Suchtmittel zu konsumieren, aus freiem Willen oder ist durch den Druck zur Einnahme des Suchtmittels (Craving) die Freiheit eingeschränkt?

Wenn Betroffene in Einrichtungen außerhalb des Einzugsgebietes des jeweiligen Dienstes versorgt werden bzw. dort untergebracht sind, ist es in der Regel für die Mitarbeitenden nicht möglich, einen persönlichen Kontakt aufrechtzuerhalten. In besonderen Einzelfällen und unter außergewöhnlichen Umständen kann dennoch ein Besuch im Rahmen einer Dienstreise durchgeführt werden. Künftig können vielleicht digitale Kommunikationsmöglichkeiten wie Videogespräche Abhilfe schaffen.

Kontakt kommt wegen Ablehnung nicht zustande

Es kommt in der Arbeit Sozialpsychiatrischer Dienste vor, dass ein Kontakt zwischen Klient*in und Dienst aus Gründen, die mit der Lebenslage und der psychischen Erkrankung der betroffenen Person zusammenhängen, nicht zustande kommt und abgelehnt wird, obwohl die Zuständigkeit des SpDi vorliegt. Wichtig ist: Die Ablehnung des Kontakts bedeutet nicht, dass sie endgültig ist. Häufig handelt es sich um Ablehnungen auf Zeit. Der Hilfebedarf der Betroffenen in Verbindung mit den Reaktionen des Umfelds führen oft dazu, dass ein Kontakt und irgendwann auch eine Betreuungsbeziehung doch noch zustande kommen. Es können aber Jahre vergehen, in denen eine Kontaktaufnahme abgelehnt wird, das heißt, Anfangssituationen können sich länger hinziehen. Die Arbeit des SpDi und dessen Haltung verlaufen dann zwischen zwei Polen: Einerseits ist die Ablehnung des Kontakts durch den Betroffenen als seine Entscheidung zu akzeptieren, andererseits sind die Anfragen oft mit enormen Problemkonstellationen verbunden, sodass die Befassung damit nicht mit der Ablehnung durch den Betroffenen als beendet betrachtet werden kann. Vielmehr ergibt sich daraus eine besondere Herausforderung an die Handlungsweise, um mit derartigen Situationen weiterzukommen.

Das weiche Wasser …

Das folgende Beispiel zeigt, wie behutsam manchmal vorgegangen werden muss. Und obwohl anfangs alles aussichtslos erscheint, öffnet sich plötzlich eine Tür.

BEISPIEL

Das Bezirksamt wendete sich schriftlich an den SpDi mit der Bitte, Kontakt zu Frau Richter (Mitte fünfzig, alleinlebend, arbeitslos) aufzunehmen. Die Nachbar*innen hätten sich aus Ärger und Unsicherheit, aber auch aus Angst an das Amt gewandt. Im Haus seien Geruchsbelästigungen wahrzunehmen, die aus ihrer Wohnung stammten. Außerdem stünde sie des Öfteren am Fenster und rufe, dass sie nichts mehr zu essen habe, dass sie verhungern müsse, und bitte darum, man möge doch für sie einkaufen. Zudem erzähle sie hin und wieder nicht ganz verständliche Dinge: Sie würde verfolgt und solle vergiftet werden. Wolle man für sie einkaufen, schließe sie das Fenster und öffne es erst wieder, wenn die Person weggegangen sei. Dieses Ritual wiederhole sich dann einige Male. Nachts sei sie ebenfalls aktiv. Es kämen Klopfgeräusche aus ihrer Wohnung. Tagsüber klingle sie häufig bei einem Nachbarn, von dem sie wisse, dass er wegen Nachtarbeit tagsüber schlafe. Ebenso sei unklar, wovon sie lebe, ob sie krankenversichert sei etc. Die Nachbar*innen wüssten sich nicht mehr zu helfen. Dem Bezirksamt war Frau Richter bislang noch nicht bekannt.

Ohne allzu große Hoffnung zu hegen, dass Frau Richter eine Kontaktaufnahme zuließe, kündigten wir uns einige Male schriftlich an. Wir gingen zudem auch mal »einfach so« vorbei, klingelten, klopften ans Fenster. Sie öffnete uns nie, obwohl sie immer hinter dem Fenstervorhang stand. Jedoch sprachen uns bei diesen Versuchen die Nachbar*innen an und stellten sich uns vor. Da wir von Frau Richter selbst nichts wussten, machten wir uns bei ihnen kundig bezüglich Anzeichen und Hinweisen für Selbst- und Fremdgefährdung.

Da wir sie nie zu Gesicht bekamen, konnten wir nicht einmal ihr Gewicht abschätzen, sodass immer noch die Frage im Raum stand, wie weit sie abgemagert sei. Absichtlich sprachen wir auf der Straße direkt vor ihrer Wohnung mit den Nachbar*innen – eine

Haltung, die wir sonst vermeiden würden, um die Privatsphäre und den Datenschutz zu wahren. In diesem Fall jedoch versuchten wir, Frau Richter damit zum Kontakt zu »provozieren«. Aufgrund unserer Briefe musste sie wissen, dass es sich um uns handelte, und sie verfolgte hinter dem Vorhang genau, was draußen geschah. Da der Briefkasten immer geleert war – ein kleiner, aber wichtiger Mosaikstein in Situationen, bei denen unklar ist, ob sich die betreffende Person noch außerhalb der Wohnung bewegt oder sich völlig zurückgezogen hat –, hatte sie von unseren schriftlichen Anmeldungen zumindest Kenntnis.

Von den Nachbar*innen erfuhren wir, dass sie früher bei der Stadt gearbeitet hatte, schon lange in der Wohnung lebte, sich aber immer mehr zurückgezogen hatte. Kontakt habe sie nie gesucht und immer schon wenig gesprochen. Hin und wieder sehe man sie mit Einkaufstaschen nach Hause kommen. Die Nachbar*innen wussten nicht, ob Frau Richter noch irgendwelche Angehörige oder Bekannte hatte. Besuche würde sie zumindest keine erhalten.

Nach einigen längeren Fallbesprechungen im Team vereinbarten wir mit den Nachbar*innen, dass wir vorläufig keine weiteren Versuche mehr unternehmen würden, um mit Frau Richter in Kontakt zu kommen, obwohl wir vieles immer noch nicht wussten. Allerdings wussten wir jetzt, dass sie sich auch ernährte. Wir vereinbarten mit den Nachbar*innen, sich umgehend mit uns in Verbindung zu setzen, wenn etwa die Rollläden ständig unten blieben, der Briefkasten überquoll, sie nicht mehr zu sehen war, kontinuierlich abmagerte, die Geruchs- und Lärmbelästigungen sich verschlimmerten und Frau Richter vermehrt »seltsame Dinge« erzähle.

Aus Gründen der Klarheit und Offenheit teilten wir Frau Richter diese Absprache schriftlich mit. Wir begründeten dies damit, dass wir uns und sich die Nachbar*innen große Sorgen um ihre Gesundheit machten und wir uns freuen würden, wenn sie es schaffen könnte, den Kontakt mit uns zuzulassen. Wieder geschah nichts. Dieser Zustand dauerte fast ein ganzes Jahr.

Komplexe, undurchsichtige und nur wenig sichere Informationen vermittelnde Anfragen erfordern gerade wegen der daraus erwachsenden Unsicherheit umfassende Bemühungen, um mögliche Selbst- oder Fremdgefährdung ausschließen zu können, wenn der jeweilige Mensch sich dem Kontakt entzieht.

BEISPIEL (FORTSETZUNG)

Die Vermieter von Frau Richter meldeten sich etwa ein Jahr nach der Absprache mit den Nachbar*innen in großer Aufregung bei uns: Die Heizung im Haus sei aufgrund eines Schadens in der Wohnung von Frau Richter ausgefallen, mitten im Winter. Alle Bewohner*innen saßen seit zwei Tagen in der Kälte. Die Heizung müsse dringend repariert werden. Frau Richter öffne jedoch nicht. Nach Abwägung aller zur Verfügung stehenden Mittel und Möglichkeiten erwirkten die Vermieter auf unsere Empfehlung hin eine gerichtliche Verfügung, um in die Wohnung zu gelangen. Wir fühlten uns gegenüber den Nachbar*innen verpflichtet, ihren elementaren Interessen zu entsprechen, denn sie wurden durch das Verhalten eines psychisch erkrankten Menschen erheblich eingeschränkt. Wir konnten uns deswegen und nicht nur wegen des offiziellen Versorgungsauftrages nicht aus der Verantwortung stehlen und vereinbarten mit der Feuerwehr einen Termin, um über diesen Weg mit Frau Richter in Kontakt zu kommen. Doch: Kurz bevor sich die Feuerwehr gewaltsam Zugang zur Wohnung verschaffen wollte, öffnete Frau Richter die Tür – und die Heizung konnte repariert werden.

Weiterhin lehnte sie jedoch den Kontakt mit uns ab, obwohl durch dieses Ereignis der Handlungsrahmen für sie deutlich enger geworden war. Die Vermieter erwogen eine Kündigung. Die Mieter*innen im Haus wandten sich mit einer Unterschriftenliste an die Vermieter mit der Aufforderung, Frau Richter wegen dieses Vorkommnisses und der vorangegangenen Schwierigkeiten zu kündigen. Sie drohten, die Miete wegen Minderung der Wohnqualität gerichtlich heruntersetzen zu lassen. Dennoch kündigten die Vermieter Frau Richter nicht, aus Rücksicht auf ihre vermutete Erkrankung. Allerdings erhöhte sich der Druck sowohl für die Vermieter als auch für uns, mit Frau Richter in Kontakt zu kommen.

Wieder vergingen einige Wochen ohne eine Kontaktaufnahme. In dieser Situation erfolgte der Anruf der Nachbar*innen, Frau Richter stehe am Fenster und rufe um Hilfe, sie verhungere, wenn niemand für sie einkaufen würde. Zudem war den Nachbar*innen aufgefallen, dass sie zwischenzeitlich enorm abgemagert war. Wir unternahmen nochmals einen Versuch zur Kontaktaufnahme, bevor wir uns mit dem Amt für öffentliche Ordnung Zugang zu Frau Richters Wohnung verschaffen würden.

Nach langem Klopfen und Rufen öffnete sie die Tür und bat uns unwirsch und unfreundlich herein. Selbstgefährdung wegen zu geringen Gewichts bestand keine. Jedoch wurde sie vom Amt mündlich und schriftlich aufgefordert, wegen der Regelung der Arbeitslosenhilfe und der fehlenden Krankenversicherung mit uns zusammenzuarbeiten.

Zur gleichen Zeit hatte sie weitläufige Bekannte ihrer Mutter in die Wohnung hineingelassen, die ihr ebenfalls helfen wollten. Ihre Mutter hatte sich an dieses Ehepaar gewandt mit der Bitte, ihre Tochter zu unterstützen. Davon und dass die Mutter noch lebte, zu der Frau Richter ganz selten noch Kontakt hatte, erfuhren wir also erst spät. Das Ehepaar fand zufällig unsere Visitenkarte auf dem Tisch und nahm gegen den Willen von Frau Richter Kontakt mit uns auf. Wir vereinbarten einen gemeinsamen Hausbesuch bei ihr, um vor allem die materiellen Angelegenheiten zu regeln, da Frau Richter nach Auskunft des Ehepaares mittellos war. Es war schlicht nichts mehr geregelt. Mit Zuwendungen ihrer Mutter hielt sie sich notdürftig über Wasser.

Frau Richter lehnte den Hausbesuch von uns zwar abermals ab, öffnete dann aber doch die Tür. Das Ehepaar erklärte ihr unmissverständlich, dass es ihr nur helfen könne und wolle, wenn sie auch den Sozialpsychiatrischen Dienst zulassen würde. Sie seien mit den ungeregelten sozialanwaltlichen Angelegenheiten völlig überfordert.

Die aufsuchende Arbeit in der Lebenswelt der betroffenen Menschen bedeutet immer auch die Mitberücksichtigung und Miteinbeziehung der Lebenslage und der Bedürfnisse des unmittelbaren Umfeldes. Unsere Aufgabe besteht häufig darin, zwischen unterschiedlichen Interessen, Erwartungen und Bedürfnissen auszugleichen, um ein Zusammenleben in »friedlicher Nachbarschaft« zu ermöglichen.

BEISPIEL (FORTSETZUNG)

Vier Jahre nach der ersten Anfrage empfing Frau Richter den Mitarbeiter des SpDi widerwillig – in Ausnahmen kam er allein – in ihrer Wohnung, ohne dass sich zunächst viel klären ließ, zu stark waren ihre innere Zerrissenheit und Ambivalenz, um sich zu irgendeiner Entscheidung durchringen zu können. Bei etwa der Hälfte der angekündigten Besuche öffnete sie die Tür nicht, stand aber immer hinter dem Fenster. Wenn sie die Tür nicht öffnete und der Mitarbeiter wieder weggehen wollte, öffnete sie das Fenster und bat ihn herein. Nachdem sie dieses (krankheitsbedingte) Ritual einige Male ausprobiert und dann die Tür doch nicht geöffnet hatte, entschieden wir uns, konsequent wieder zu gehen, und zwar auch dann, wenn Frau Richter unter den Augen der Nachbar*innen uns auf die Straße nachlief und den Mitarbeiter lautstark bat, doch endlich in die Wohnung zu kommen, um ihr zu helfen.

Bis zur Abklärung ihrer finanziellen Ansprüche verging fast ein Jahr. Als sie nach zähem und fast schon verzweifeltem Ringen den Antrag auf Grundsicherung unterschrieben hatte, nahm sie den Antrag schriftlich wieder zurück. Da keine gesetzliche Betreuung bestand, musste das Sozialamt darauf eingehen. Daraufhin erfolgte von unserer Seite aus die Anregung eines Antrages auf Einrichtung einer Betreuung in Vermögensangelegenheiten, um auf diese Weise ihr Wohnverhältnis und die materielle Grundlage abzusichern.
Als sie von uns erfuhr, dass wir aus diesen Gründen eine Vermögensbetreuung beantragt hatten, wollte sie umgehend den Kontakt zu uns wieder abbrechen. So weit kam es jedoch nicht mehr. Einen Tag vor dem Termin mit dem Notar brach sie sich den Arm, kam ins Krankenhaus und wurde von dort zum ersten Mal gegen ihren Willen in die psychiatrische Klinik eingewiesen. Dort verhielt sie sich so zwiespältig und unentschlossen, dass die Klinik umgehend wieder auf ihre Entlassung drängte.
Auf dieses Drängen hin wurde die zwangsweise Unterbringung ausgesetzt und Frau Richter mit der Auflage entlassen, den Kontakt zu uns zu akzeptieren. Zu Hause musste der Haushalt organisiert und sie selbst versorgt werden. Ebenso war darauf zu achten, dass die von uns organisierten Termine mit der Krankengymnastin eingehalten wurden. Zwei Wochen konnte die Zusammenarbeit nur mit Mühe aufrechterhalten werden. Einige Termine mit der Krankengymnastin kamen immerhin zustande. Aufgrund der unregelmäßigen und ungenügenden Behandlung blieb der Arm jedoch auf Dauer bis zu einem gewissen Grad steif.
Als die Krankengymnastik und die Versorgung nicht mehr gewährleistet werden konnten, weil Frau Richter den Kontakt abermals ablehnte, riefen wir wie vereinbart das Gericht wegen erneuter Unterbringung an, nicht ohne Frau Richter darüber zu informieren. Zur erneuten Aufnahme in die psychiatrische Klinik kam es nicht, da

sie am Tag der angekündigten Unterbringung stürzte. Sie brach sich den Oberschenkelhals und wurde in die chirurgische Abteilung eines Krankenhauses eingewiesen. Sie erklärte dort, dass sie als Folge einer Kinderlähmung das rechte Bein etwas nachziehe und deshalb an einem Randstein hängen geblieben sei.

In einer solchen oder ähnlichen Situation flexibel, kreativ, aber auch geduldig und mit einer »aktiven Gelassenheit« dranzubleiben und nicht aufzugeben, gelingt nur, wenn die dafür notwendige Neugierde und das Interesse für diese Menschen in prekären Lebenslagen bei den Mitarbeitenden vorliegen sowie eine ausreichende Pauschalfinanzierung der Stellen zur Verfügung gestellt wird, die eine flexible, mit genügend zeitlichen Ressourcen ausgestattete Vorgehensweise ermöglicht.

BEISPIEL (FORTSETZUNG)

Mit der Einweisung und der Notwendigkeit zur Operation änderte sich Frau Richters Verhalten und ihre Haltung den Mitarbeitenden des SpDi gegenüber grundlegend. Das Krankenhaus rief den zuständigen Mitarbeiter des Dienstes an und bat, möglichst zügig zu kommen. Frau Richter müsse umgehend operiert werden. Sie würde jedoch nur im Beisein des SpDi-Mitarbeiters und nach Besprechung mit diesem die Einwilligung zur Operation unterschreiben. Umgehend erfolgte die Fahrt ins Krankenhaus. Das Gespräch unter vier Augen führte trotz ihrer inneren Zerrissenheit dazu, dass sie zur Unterschrift überredet werden konnte. Wir interpretierten ihr Verhalten so, dass sie sich plötzlich – allein im Krankenhaus – einem neuen übermächtigen »Gegner« hilflos gegenübergestellt fand. Dies musste dazu beigetragen haben, eine von außen (wenn auch als ambivalent empfundene) vertraute, zumindest schon über Jahre bekannte Person hinzuzuziehen.

Diese Aktion führte schließlich fünf Jahre nach der Erstanfrage zu einer äußerst schwierigen, anstrengenden, intensiven und widerspruchsvollen Beziehung. Die von uns ständig mit unterschiedlichem Vorgehen versuchte Auseinandersetzung mit ihr, eine medikamentöse Behandlung zu akzeptieren, hatte nach Jahren konsequenter Ablehnung Erfolg. Die Medikamente trugen zu einer Abflachung der inneren Zerrissenheit und Ambivalenz bei, wodurch Frau Richter teilweise wieder in der Lage war, eigene Entscheidungen zu treffen und eine pädagogisch-therapeutische Begleitung und Unterstützung zu akzeptieren.

Aus dieser Fallschilderung wird deutlich, welche Zeiten, Wege, situativen Anpassungen und Entscheidungen erforderlich sind, um mit der Ablehnung des Kontakts umgehen zu lernen: Die ambivalente Ablehnung erfolgte über Jahre hinweg trotz verschiedener, intensiver Bemühungen vonseiten des Sozialpsychiatrischen Dienstes. Erst durch einen Zwischenfall wurde von unserer Seite aus gegen den Willen von Frau Richter, aber zum Schutz der Nachbar*innen eine gerichtliche Verfügung angeregt. Der Kontakt mit ihrem Umfeld wurde in der Folge zu einem wesentlichen Bestandteil unseres Vorgehens. Die Toleranz- und Akzeptanzgrenzen verschoben sich dadurch. Inszenierte Zufälle als ein nicht unwichtiges Instrument sowie Eindeutigkeit und Druck (Wenn-dann-Sätze) können, wenn auch selten, zur Überwindung einer ablehnenden Haltung führen.

Unser Verhalten gegenüber ihrer fast vollständigen Entscheidungsunfähigkeit bestand darin, immer ihre erste Entscheidung und Handlungsmitteilung zu akzeptieren und umzusetzen, sofern von unserer Seite aus eine Möglichkeit dafür bestand. Davon rückten wir auch nicht ab. Diese Entscheidungen mussten dann oft gegen ihren beträchtlichen Widerstand durchgesetzt werden. Wir nahmen ihr damit in diesem Bereich die Verantwortung für die Entscheidung ab.

Gleichzeitig nahmen wir sie ernst, indem wir nach ihrer ersten Botschaft handelten. Wir verbanden damit die Hoffnung, ihr das Alltagsleben erleichtern zu können. Außerdem brachte sie sich mit der Unfähigkeit zur Entscheidung immer wieder in brisante Situationen. Im Team sahen wir darin nicht nur eine Berechtigung dieser Vorgehensweise, sondern letztlich ein Gebot fürsorglichen Handelns, um Frau Richter nicht vollständig dem Risiko innerer und äußerer Verwahrlosung auszusetzen und sie in ihrer Not nicht allein zu lassen.

Erst die enge Rückbindung im Team erlaubte und ermöglichte es, die äußerst schwierige Situation (gesundheitlicher Zustand und die Lage der Nachbar*innen) auszuhalten, zu ertragen, dranzubleiben und nicht aufzugeben. Durch die Reflexionen im Team konnte nach und nach verstanden werden, was sich jeweils abspielte. Gleichzeitig wurden das jeweilige Vorgehen und die Strategie besprochen.

Hier zeigt sich die Bedeutung der Arbeit mit dem Umfeld: immer eine Gratwanderung zwischen dem Schutz der Privatsphäre und der Lebenslage des psychisch kranken Menschen einerseits und andererseits der Lebenslage und den Bedürfnissen des unmittelbaren Umfelds, die es zu berücksichtigen gilt.

Vor allem verweist jedoch die Gestaltung dieser Fallsituation auf die Dialektik, welche die tägliche Arbeit häufig mitbestimmend prägt: Obwohl der Kontakt, eine Beziehung, die auf Unterstützung und Hilfe angelegt ist, in einer Situation mit komplexem Hilfebedarf über eine lange Zeit hinweg (wenn auch ambivalent) abgelehnt wird, ist der späte Zugang ein deutlicher Beleg dafür, sich nicht zurückziehen zu dürfen und zu können – aus fachlich-praktischen und aus ethischen Gründen. Manche Erfolge zeigen sich erst spät.

Dranbleiben, nicht aufgeben, aktives Abwarten, mit Zufällen arbeiten, geduldig sein, aufmerksam bleiben: Die Gestaltung des Handelns erfolgt auf der Basis von geringem, fragmentiertem Wissen und mit Unsicherheiten hinsichtlich der Einschätzung und Bewertung der Lage. Dafür sind die Rück- und die Einbindung im Team unverzichtbar.

»Schräge« Lebensweisen ermöglichen – trotz allem

Es hängt stark von der Kooperation sozialer Dienste und des sozialen Umfelds einer Person ab, ob auch extrem ungewöhnliche, manchmal auch verwahrloste Lebensweisen ermöglicht werden können. Wichtig ist, genau zu verfolgen, wann isolierte und unhygienische Bedingungen bedrohlich werden.

BEISPIEL

Herr Christ lebte zwar in einer Obdachlosenunterkunft, sollte auf Antrag der Gemeinde allerdings in einer psychiatrischen Einrichtung untergebracht werden, da er wegen der Vermüllung in der Unterkunft nicht mehr tragbar war. Bei der von einer Ärztin des SpDi durchgeführten Untersuchung wurden eine chronische wahnhafte Störung (er fühlte sich von Nazis verfolgt und bedroht, hatte gleichzeitig den Verfassungsschutz als seine Schutzmacht in den Wahn eingebaut) und ein »Messie-Syndrom« diagnostiziert. Es bestand weder eine Fremd- noch eine Eigengefährdung, Herr Christ war freundlich und aufgeschlossen. Da eine Unterbringung und eine medikamentöse Behandlung wenig Aussicht auf Erfolg hatten, keine Krankheits- und Behandlungseinsicht bestand und er weitere Hilfen ablehnte, konnte der SpDi die Gemeinde davon überzeugen, ihm einen ausrangierten Wohnwagen auf einem freien Feld zur Verfügung zu stellen, wo seine Müllsammlung niemanden störte. Auf diese Lösung konnte sich Herr Christ einlassen.

Im Stadtbild war er akzeptiert, hatte soziale Kontakte, wurde von Bürger*innen mit kleinen Spenden unterstützt und nach Aufklärung durch den SpDi sogar in der Kreisbibliothek geduldet, in der er oft stundenlang las. Er erschien fortan unregelmäßig und unangekündigt beim SpDi, um über Problemlagen zu sprechen, insbesondere im Zusammenhang mit Kindern, verbunden mit der Aufforderung, dass der SpDi sich darum kümmern solle. Oft kam es zu längeren Diskussionen über politische Themen und das Nichtfunktionieren des Rechtsstaats. Dabei zeigte sich Herr Christ äußerst gut informiert und fiel durch sein rhetorisches Geschick auf. Auch seine diesbezüglichen Briefe an den Bundesgerichtshof und ans Verfassungsgericht diskutierte er mit uns regelmäßig und bat uns, sie zu kopieren und zu verschicken – was wir auch taten. Bei Fragen zu seiner Vorgeschichte blieb er durchweg verschlossen, lediglich aus einem Nebensatz war zu erfahren, dass er wohl Philosophie studiert hatte. Wiederholt thematisierte Hilfeangebote lehnte er immer freundlich ab.

Nachdem Beschwerden entfernt wohnender Anwohner*innen zunahmen, konnte die Gemeinde sogar davon überzeugt werden, einen Sichtschutzzaun aufzustellen. Trotzdem nahmen die Müllberge in einem Ausmaß zu, dass gelegentlich (etwa einmal jährlich) eine Räumung erforderlich wurde. Um sich gegen diesen »Diebstahl« der »Naziverbrecher« zu wehren, stellte sich Herr Christ zwei mit Fäkalien gefüllte Eimer zurecht; den einen schüttete er dann bei einer Räumungsaktion in das Fahrzeug der Gemeinde, mit dem anderen übergoss er einen Gemeindearbeiter. Daraufhin erfolgten ein Polizeieinsatz und die Hinzuziehung des SpDi zwecks Unterbringung.

Der hoch erregte Betroffene konnte durch den ihm gut bekannten Arzt beruhigt werden und ließ nach Vermittlung durch diesen zu, dass ein Teil des Mülls entfernt wurde, nachdem er seine »Wertsachen« in Sicherheit bringen durfte. Es erfolgte keine Unterbringung. Mit der Gemeinde wurde vereinbart, dass der Arzt 14 Tage vor einer geplanten Räumung informiert werde. Daraufhin wurde mit Herrn Christ der Müll sortiert und verhandelt, was abtransportiert werden durfte. Bei der Entsorgungsaktion war der Arzt dann zugegen und hielt den laut schimpfenden Betroffenen im Zaum. Nach Abzug der Gemeindearbeiter*innen verabschiedete man sich freundlich und mit einem Lachen über die gelungene Show. Dieses »Spiel« wiederholte sich von nun an jährlich.

Wenn Herr Christ längere Zeit nicht in der Stadt gesehen wurde, suchten wir ihn in seiner »Behausung« auf, um nachzusehen, ob alles in Ordnung war. Über diese Besuche war er immer recht erfreut, bedankte sich für die Nachfrage und berichtete, dass er im Urlaub gewesen sei (er machte öfter mit seinem Fahrrad ausgedehnte Touren in der Region). Als er in einem Winter länger nicht gesehen wurde, fanden wir ihn von einem Infekt geschwächt vor seinem Wohnwagen liegend auf – er konnte nicht mehr aufstehen. Eine Klinikeinweisung lehnte er ab und eine vitale Bedrohung bestand nicht. So wurde er von uns regelmäßig mit Lebensmitteln versorgt und ärztlich untersucht. Nachdem sich nach einer Woche keine Besserung zeigte, konnte er im Rahmen der ärztlichen Untersuchung mit dem Verweis auf eine schwarze Zehe und den drohenden Verlust des Fußes (es stellte sich als Dreck heraus) doch zur Aufnahme in einem geriatrischen Krankenhaus überredet werden. Nach entsprechender Absprache wurde er dort fürsorglich behandelt, gewaschen und rasiert. Nach drei Wochen, in denen er sich dort sehr wohl fühlte, zog er dann wieder in seinen Wohnwagen, obwohl ihm diverse andere Möglichkeiten angeboten wurden.

Der lose, aber vertrauensvolle Kontakt zum SpDi, an den er sich auch wendete, wenn er Probleme hatte, hielt bis zu seinem Tod mit 82 Jahren. 24 Jahre lang führte er in seinem Wohnwagen ein zufriedenes Leben. Reguläre Hilfen lehnte er ab, hielt aber immer losen und selbstbestimmten Kontakt zum SpDi. Nach seinem Tod gab es einen sehr liebevollen Nachruf in der lokalen Presse (nicht vom SpDi initiiert).

Auf der Grundlage guter Vernetzung im Sozialraum (Sozialraumarbeit) konnte hier eine Nische für einen Menschen geschaffen werden, der (auch krankheitsbedingt) »anders« war. So konnte in Zusammenarbeit mit dem Ordnungsamt der Gemeinde eine für den Betroffenen akzeptable Wohnform gestaltet und aufrechterhalten werden. Der SpDi unterstützte die soziale Teilhabe auch durch die Aufklärung des Umfelds.

Voraussetzungen für diesen Weg waren:

- Es gab keine manifeste krankheitsbedingte Eigen- oder Fremdgefährdung.
- Sein freundliches Wesen erleichterte die Akzeptanz im Sozialraum.
- Eine gewisse Absprachefähigkeit ermöglichte auch Lösungen in konflikthaften Situationen.
- Es gab eine ausreichende Bereitschaft des Umfelds (teilweise mit Aufklärung und Unterstützung durch den SpDi), Möglichkeiten zu schaffen und die Situation zu akzeptieren.

Vonseiten des Sozialpsychiatrischen Dienstes waren Geduld, strukturierte Offenheit und kontinuierliches niedrigschwelliges Dranbleiben, aber auch die Bereitschaft, sich immer wieder konstruktiv und erklärend mit den Forderungen des Umfelds (»da muss doch was gemacht werden«, »der Mann braucht doch Hilfe« etc.) auseinanderzusetzen, Voraussetzung für die über 24-jährige Gestaltung dieses Weges.

Geduld, strukturierte Offenheit und kontinuierliches Dranbleiben helfen auch bei der Deeskalation von Konflikten mit dem Umfeld.

Vertrauensbeziehung trotz Zwangseinweisung

Im folgenden, ebenfalls komplexen Fallbeispiel konnte trotz einer zwangsweisen Unterbringung am Ende eine kontinuierliche Beziehung entstehen. Hier verlangte eine akute Krise ein entschiedenes Eingreifen, da für die Familie der betroffenen Person eine ernsthafte Gefahr bestand.

Sofortiges Handeln war nötig, obwohl der Kontakt zum SpDi ebenfalls abgelehnt wurde. Dieses direkte Agieren wäre auch bei Zustandekommen des Kontakts erforderlich gewesen.

BEISPIEL

Herr Selassie, Anfang vierzig, wohnte zum Zeitpunkt der Anfrage mit seiner Familie (Frau und zwei kleinen Töchtern) seit drei Monaten im Einzugsgebiet des betreffenden SpDi. Er war Asylberechtigter aus einem afrikanischen Land mit unbegrenzter Aufenthaltserlaubnis und arbeitete in einer großen Autofirma. Vor Beginn der Betreuung befand er sich des Öfteren in stationärer psychiatrischer Behandlung, davon einige Male auch zwangsweise – also gegen seinen Willen.

Zum Zeitpunkt der Anfrage war er zwangsweise untergebracht, aus der Klinik entwichen und zu Hause erschienen. Fast gleichzeitig erfolgten Anrufe von Frau Selassie und dem Kliniksozialdienst beim SpDi. Frau Selassie berichtete am Telefon, dass ihr Mann angetrieben, angespannt und alkoholisiert zu Hause aufgetaucht sei. Er spreche von irgendwelchen Anrufen in Rom und Bonn sowie in seinem Heimatland, die er zu erledigen habe. Er sei dazu auserkoren, den Widerstand im Heimatland zu organisieren. Als er wieder weggehen wollte, habe sie ihn aufzuhalten und mit ihm zu reden versucht. Sehr abrupt und vehement habe er sie vor den Augen der beiden Kinder zur Seite gestoßen und Drohungen gegenüber einer Bekannten formuliert, die er besuchen wolle. Frau Selassie erklärte, sie habe Angst vor ihm, auch wegen der Kinder. Die Bekannte hatte sie schon informiert, damit diese ihre Wohnung verlassen konnte. Gleichzeitig rief der Kliniksozialdienst an und teilte mit, dass Herr Selassie sich von der Station entfernt habe und die Polizei aufgrund der vorliegenden zwangsweisen Unterbringung informiert worden sei.

Nach kurzer Rücksprache mit einer Kollegin entschieden wir, sofort zusammen mit der Polizei Herrn Selassie zu suchen, da nach den vorliegenden Informationen eine akute und nicht ungefährliche Situation bestand. Mit der Polizei fuhren wir zur Wohnung der Bekannten. Schon auf der Straße vor dem Haus trafen wir Herrn Selassie an. Wir erkannten ihn, weil ihn ein Mitarbeiter schon einmal in der Klinik kurz gesehen hatte. Ohne Widerstand ließ er sich von der Polizei und uns in die psychiatrische Klinik zurückbringen. Herr Selassie war sichtlich erschöpft und weinerlich. Er meinte, dass er nun nichts mehr machen könne, um seinem Land zu helfen.

Bei regelmäßigen Besuchen in der Klinik entstand Schritt für Schritt über das Zuhören und durch Klärung der im Vordergrund stehenden Probleme eine Vertrauensbeziehung. Geldprobleme, Schulden und Spannungen in der Ehe standen im Zentrum der ersten Gespräche und Aktivitäten. Frau Selassie wollte so nicht mehr weitermachen. Es fanden mehrere Gespräche mit ihr statt, die vornehmlich zum Inhalt hatten, unter welchen Bedingungen sie noch bereit war, die Beziehung fortzusetzen. Die eindeutige Botschaft seiner Frau, sich von ihm zu trennen, falls er nichts gegen seine Erkrankung unternehmen würde, bedeutete für Herrn Selassie, nicht nur die Betreuung und Begleitung durch den SpDi zu akzeptieren, sondern sich auch regelmäßig in ärztliche Behandlung zu begeben.

Der SpDi wurde zur zentralen Anlaufstelle, die die beiden Ehepartner bei der Regulierung der krankheitsbedingt entstandenen Schulden, beim Umgang mit Behörden sowie beim Ausfüllen von Anträgen und Formularen unterstützte. Trotz guter Deutschkenntnisse bestand diesbezüglich eine große Unsicherheit. Es ging aber auch und vor allem um die Gestaltung der ehelichen Beziehung und um die Hintergründe der Erkrankung von Herrn Selassie. Beide Personen sahen im Bürgerkrieg ihres Heimatlandes in Verbindung

mit den Fluchterlebnissen einen wichtigen Grund. Herr Selassie war erst erkrankt, nachdem er schon einige Zeit in Deutschland gelebt hatte. Herr und Frau Selassie hatten sich während der Flucht zeitweise aus den Augen verloren. Die Flucht rief bei dem Mann existenzielle Verunsicherung hervor. Sie erweckte in ihm vor allem das Gefühl einer nur sehr schwer zu ertragenden Hilflosigkeit, nichts mehr für die Befreiung seines Landes von der Diktatur tun zu können. Vor diesem Hintergrund waren seine kostspieligen Aktivitäten (Telefonate und verschiedene Reisen ins Ausland) während der akuten Krankheitsphasen zu verstehen.
Die Phase der Ablehnung ging während des Klinikaufenthalts langsam über in eine kontinuierliche und tragfähige Vertrauensbeziehung.

In der Anfangssituation musste unter Einschaltung der Polizei sofort gehandelt werden. Aufgrund der vorliegenden Informationen und der fehlenden Vorerfahrungen mit Herrn Selassie konnte ein Abwarten nicht verantwortet werden. Zudem war Herrn Selassie dem Dienst unbekannt.

Die Entstehung einer Beziehung wurde in der Klinik möglich, obwohl Herr Selassie wusste, dass wir die erneute Einweisung mitbetrieben hatten. Die Abklärung, die zum sofortigen Handeln geführt hatte, war auf informellem Weg im SpDi mit einer anwesenden Kollegin erfolgt. Hin und wieder muss eine schnelle Entscheidung allein vor Ort getroffen werden ohne Rücksprachemöglichkeit mit Kolleg*innen oder im Team. Langjährige Erfahrungen mit diesem Personenkreis in der ambulanten Arbeit sind dabei von wesentlicher Bedeutung.

Auch hier konnte wieder die Erfahrung gemacht werden, dass die Einleitung und die Umsetzung einer Zwangsunterbringung nicht zwingend zur ständigen Ablehnung eines Kontakts führen müssen, wenn der betroffene Mensch während des gesamten Ablaufs von Mitarbeitenden des SpDi begleitet und diese Arbeit nicht an die zuständigen Behörden allein delegiert wird. Dies gilt vor allem dann, wenn alle anderen Mittel ausgeschöpft sind und – wie in dieser Situation – wir noch am Anfang des Kontakts stehen.

Nicht selten werden die verantwortungsbewusste Entscheidung und die Umsetzung von Zwangsmaßnahmen und vor allem die kontinuierliche Begleitung durch den SpDi während dieser Zeit im Nachhinein von den Klient*innen als hilfreich, wenn nicht sogar als entscheidend erlebt. Dies zu betonen erscheint deswegen von Bedeutung, weil es immer noch Sozialpsychiatrische Dienste gibt, die nur nach dem Prinzip der Freiwilligkeit arbeiten und bewusst diesen (unangenehmen) Teil sozialpsychiatrischer Arbeit an andere Stellen delegieren, und zwar mit vermeintlich therapeutischer Rechtfertigung.

Trotz anfänglicher Ablehnung konnte über die konkrete Unterstützung in der Bewältigung von Alltagsproblemen und in Gesprächen über mögliche Hintergründe der Erkrankung mit Herrn und Frau Selassie ein vertrauensvolles und enges Arbeitsbündnis geschaffen werden. Das Gleiche gilt für die kontinuierliche und über eine längere Zeit hinweg andauernde Auseinandersetzung über die Notwendigkeit der Einnahme von Medikamenten und deren Kontrolle.

Der Sozialpsychiatrische Dienst wurde über diesen Weg, an dessen Anfang eindeutig die Ablehnung des Kontakts und wegen der bestehenden Fremdgefährdung Zwang und Kontrolle standen, für die Familie ein professioneller Wegbegleiter, und dies unter sehr schwierigen Lebensbedingungen.

Meist werden die Probleme zuerst in der Interaktion mit dem sozialen Umfeld oder mit einer Behörde formuliert. So kann es sein, dass sich die betroffene Person zurückzieht und auf Kontakte und Ansprachen nicht mehr reagiert. Suizidale Andeutungen und Ankündigung von Suizidabsichten gegenüber Dritten erfordern ein unverzügliches Handeln. Ebenso muss auf fremdaggressives Verhalten schnell reagiert werden. Auch bei wiederholten erheblichen Belastungen für die Umgebung

(nächtliches Schreien oder andere Ruhestörungen) wird ein Eingreifen des Sozialpsychiatrischen Dienstes erwartet.
Auch wenn infolge einer psychischen Störung eine mehr oder weniger latente Gefährdung erkennbar wird, zum Beispiel bei älteren Personen mit bislang nicht erkannter bzw. betreuter Demenz, ist zeitnahes Handeln erforderlich. Wenn die Betroffenen nicht erreichbar sind, stellt dies die Mitarbeitenden vor große Herausforderungen. Hier müssen von uns in kürzester Zeit schwerwiegende Entscheidungen getroffen werden. Wenn wir beispielsweise vor einer verschlossenen Wohnungstür stehen und nicht wissen, wie es der betroffenen Person dahinter geht, in welchen Verhältnissen sie lebt und wie prekär die gesundheitliche Situation letztlich ist, dann ist die Entscheidung zur Türöffnung (Schlüsseldienst, Feuerwehr oder Polizei?) zu fällen – wobei die länderspezifischen gesetzlichen Regelungen zu beachten sind (Psychisch-Kranken-Hilfe-Gesetze).

Bei dem Verdacht auf Suizidalität ist die Ernsthaftigkeit anhand der verfügbaren Informationen zu prüfen und eine Einschätzung zu treffen, ob die Suizidalität aufgrund einer psychischen Krankheit besteht und ob das Umfeld ausreichende Ressourcen hat, um die Betroffenen zu schützen. Diese Faktoren sind letztendlich die Grundlage für die Entscheidung, ob eine Unterbringung erforderlich ist oder nicht.

Bei akut fremdaggressivem Verhalten müssen umgehend Maßnahmen zur Abwendung der Gefährdung Dritter getroffen werden. Zum einen muss darauf hingewirkt werden, dass andere Personen sich aus dem Umfeld zurückziehen, zum anderen muss die Polizei zur Sicherung der Situation hinzugezogen werden. Im Weiteren ist zu entscheiden, ob eine Unterbringung erforderlich ist oder ob die Situation mit deeskalierenden Maßnahmen entschärft werden kann.

Bei *latenten* Gefährdungssituationen kann die Lage mit mehr Ruhe und damit auch umfassender analysiert werden. Entsprechende Interventionsmöglichkeiten können abgewogen werden. Dabei spielen die Beratung und die Unterstützung des sozialen Umfelds eine wichtige

Rolle. Es geht vorrangig darum, die vorhandenen Ressourcen zu erkunden und praktische Lösungswege zu entwickeln. Erst wenn diese Ansätze kein befriedigendes Ergebnis bringen, muss über Zwangsmaßnahmen unter Abwägung der Verhältnismäßigkeit nachgedacht werden.

Handlungsleitend in der Abwägung der Maßnahmen sollten stets die sozialpsychiatrischen Haltungen und Wertvorstellungen sowohl gegenüber den Betroffenen und den Anforderungen des sozialen Umfelds sein. Ebenso sind juristische Bewertungen der jeweiligen Situation zu berücksichtigen.

Scheitern des Kontakts mit Suizid

Manchmal kommen wir mit Personen in vollkommen aussichtslos erscheinenden Lebenssituationen in Kontakt. Oft haben sie aufgrund negativer Erfahrungen mit Behandlung und Unterstützung und vielen Misserfolgserlebnissen jede Hoffnung auf eine positive Entwicklung verloren. Manche von ihnen erleben Versuche, sie zu einer Relativierung dieser Sichtweise zu ermuntern, als zynisch und herabwürdigend.

Dennoch müssen wir versuchen, für sie die Hoffnung aufrechtzuerhalten. Trotzdem kann es passieren, dass äußere Gegebenheiten unveränderbar sind und letztendlich keine Hilfe oder Verbesserung der Situation im Sinne der Person möglich ist. Zuweilen besteht auch das Risiko, dass kurzfristig durch innere oder äußere Faktoren weitere negative Ereignisse eintreten, die dazu führen, dass es zu einer suizidalen Handlung kommt.

BEISPIEL

Das Fallmanagement eines Sozialamtes in einer Großstadt beauftragte den SpDi mit der Erstellung eines sozialmedizinischen Gutachtens für Herrn Finn. Aus dem Anschreiben geht hervor, dass er in einer eigenen Wohnung lebt, die er jedoch verlassen müsse. Ihm sei vom Vermieter gekündigt worden, da er Heroin im Keller gelagert habe. Herr Finn habe als Behinderungen eine Hepatitis, eine Herzerkrankung und eine COPD (chronisch obstruktive Lungenerkrankung) erwähnt. Er sei sehr wenig belastbar und schaffe seinen Haushalt nicht mehr, öffne auch keine Post mehr. Er habe keine Freund*innen und keinen Kontakt zu seinen Familienangehörigen. Er habe bereits zweimal eine Ablehnung der Pflegekasse erhalten. Nun müsse eine neue Wohnung gefunden werden.

Sozialarbeiterin und Ärztin führten zehn Tage nach Eingang der Meldung einen ersten Hausbesuch bei Herrn Finn durch. Dabei konnten sie feststellen, dass die Wohnung in einem mäßig gereinigten Zustand war. Herr Finn besaß zudem einen kleinen Hund und gab an, dass es ihm sehr schwerfalle, seine Haushaltsaktivitäten durchzuführen. Pflegeleistungen seien ja abgelehnt worden. Dabei stünden seine körperlichen Beeinträchtigungen wie auch seine psychische Verfassung im Vordergrund. Er wirkte im Gespräch schnell gereizt und angespannt und gab an, dass er große Angst vor dem Verlust seiner Wohnung habe.

Nach diesem Erstbesuch, bei dem Herr Finn ausführlich über die möglichen Unterstützungsmaßnahmen aufgeklärt wurde, hielten die Kolleginnen die Einrichtung einer psychologischen Einzelfallhilfe für angezeigt. Eine Woche später erfolgte ein weiterer Hausbesuch mit dem vorgesehenen psychologischen Einzelfallhelfer, bei dem Herr Finn ihn kennenlernen und erstes Vertrauen zu ihm fassen sollte.

Die Klärung seiner Wohnsituation hatte höchste Priorität und der Räumungstermin konnte aus gesundheitlichen Gründen verschoben werden. Herr Finns Gesundheit war so stark angegriffen (bei den geringsten körperlichen Anstrengungen schon Atemnot), dass der Gedanke an Suizid bei schwerwiegenden Veränderungen durchaus Thema war. Nach einem früheren Suizidversuch hatte Herr Finn drei Tage im Koma gelegen, bevor er gefunden worden war. Infolge dieses Suizidversuchs war er linksseitig in der Beweglichkeit und Kraft geschwächt.

Wenige Wochen später meldete sich Herr Finn telefonisch und teilte aufgeregt mit: »Die stehen vor meiner Tür.« Er meinte damit den Gerichtsvollzieher wegen der Wohnungsräumung. Er habe aber doch immer seine Miete gezahlt. Es sei »nur die Sache mit der Einlagerung von Heroin im Keller« gewesen. Einen entsprechenden Räumungsbeschluss habe er nicht erhalten. Er wirkte sehr verzweifelt, konnte aber im Rahmen einer Krisenintervention beruhigt werden, bei der sich herausstellte, dass sein Rechtsanwalt zuvor bereits eine Aufhebung des Räumungsbeschlusses erreicht hatte.

Die Einschätzung des Einzelfallhelfers gab folgende Informationen: Herrn Finn ginge es gerade jetzt sehr schlecht, da vor Kurzem sein kleiner Hund gestorben sei. Befragt nach seinen Therapieerfahrungen bezeichnete er sich selbst als »austherapiert«. Nach seinem Suizidversuch habe er ein ganzes Jahr in einer Klinik verbracht, sei entlassen worden und habe am ersten Tag danach wieder neu konsumiert. Andere Therapien (bezogen auf seine Depression) habe er nicht gemacht. Solange er seine Wohnung habe, komme er ausreichend klar. Die Bedrohung durch die Räumung sei der einzige Druck, dem er unterworfen sei. Seine einzige Anlaufstelle für die Seele seien die Selbsthilfetreffen der Nacortics Anonymous. Hier fühle er sich wirklich gesehen. Ein Hotel oder Obdachlosenunterkünfte kämen für ihn in keinster Weise infrage. Betreutes Wohnen käme im Notfall in Betracht, wenn es »adäquat« sei.

Die Arbeitsbeziehungen beurteilte der Helfer als konstruktiv, auch wenn Herrn Finn ein Persönlichkeitsmerkmal kennzeichne, das ihn sein ganzes Leben hindurch immer wieder in große Schwierigkeiten gebracht habe. Es sei insgesamt nachvollziehbar, dass er sich in

vielen Fragen überfordert fühle und inzwischen stark unter Konzentrationsmangel und Vergesslichkeit leide.
Die Anwälte des Vermieters hatten unterdessen eine ausführliche Stellungnahme zum erfolgten psychiatrischen Gutachten des SpDi angekündigt. Nach einem neuen Urteil des Gerichts konnte Herr Finn mindestens noch ein Jahr in seiner Wohnung bleiben. Aktuelle Auflagen seien vor allem die regelmäßigen Mietzahlungen und weitere psychologische Versuche der Stabilisierung. Der Einzelfallhelfer sprach sich für eine Verlängerung der Maßnahme aus.
Der Rechtsanwalt des Vermieters erwirkte allerdings eine erneute fachärztliche Begutachtung zur Zumutbarkeit eines Umzuges für Herrn Finn. Der Gutachter kam dabei zu folgender Einschätzung: Eine aktuelle Suizidalität bestehe nicht, ebenso wenig eine depressive Störung. Herr Finn sei in vollem Umfang wegefähig, könne sich eigenständig mit Motorroller und Bus fortbewegen, also auch überall Ärzte aufsuchen. Es gebe keinen besonderen Grund, warum er diese Wohnung behalten müsste, vor allem keinen medizinischen Grund. Bei Herrn Finn liege eine komplexe psychische Störung *nicht* vor. Vielmehr habe er eine »einfach zu diagnostizierende psychische Störung aus dem Formenkreis der stoffgebundenen Süchte«.
Aufgrund des psychiatrischen Gutachtens erging ein Räumungsbeschluss. Darin wurde ausgeführt, dass durch eine »zwangsmäßige Räumung und durch eine eventuell drohende Obdachlosigkeit keine erhebliche Verschlechterung des Gesundheitszustandes« von Herrn Finn drohe. Außerdem werde der Abwendung einer »Gefahr eventueller Affekthandlungen« von ihm bei »tatsächlicher Durchführung der Räumung durch die Anordnung, dass ein Mitarbeiter des SpDi zu dieser hinzuzuziehen sei, Genüge getan«.
Vier Tage vor dem anberaumten Räumungstermin warf sich Herr Finn vor einen Zug.

In der Arbeit mit körperlich und seelisch multimorbiden, sozial isolierten, resignierten und demoralisierten Personen, insbesondere wenn diese bereits Suizidversuche hinter sich haben, ist beim Hinzutreten weiterer Verlusterlebnisse (und sei es eines Hundes oder durch Zwangsräumung) auch bei Etablierung einer guten Arbeitsbeziehung mit der Möglichkeit eines Suizids zu rechnen. Für professionell Helfende bedeutet die Konfrontation mit Suizidalität eine Belastungsprobe. Es tauchen schnell Fragen nach Versäumnissen auf, nicht rechtzeitig und ausreichend reagiert und gehandelt zu haben, die zu teils hartnäckigen Schuldgefühlen führen können. Hier ist die Teamberatung mit Intervision und Supervision zur Nachbearbeitung des Fallverlaufs unbedingt erforderlich.

DOKUMENTATION Im vorliegenden Fall ist kein schuldhaftes Versäumnis des Sozialpsychiatrischen Dienstes erkennbar. Dies trifft für nahezu alle Fälle zu, in denen ein SpDi im Rahmen seines Arbeitsauftrags mit Betroffenen arbeitet, die sich trotz Betreuung, Begleitung und Unterstützung das Leben nehmen. Gleichwohl gehört der Umgang mit suizidgefährdeten Betroffenen zum beruflichen Alltag im SpDi. Deshalb ist eine gute Dokumentation der Maßnahmen und des Verlaufs notwendig. Die Hinweise von Angehörigen sollten ernst genommen werden, da sie meist sensible Informationen beitragen können.

Zu berücksichtigen ist, dass Angehörige manchmal nach einem Suizid eine Anzeige wegen unterlassener Hilfeleistung stellen. Dem kann mit einer sorgfältigen Dokumentation und dem Vorgehen unter dem Motto »nach bestem Wissen und Gewissen« begegnet werden. Ein Problem kann in den Teams der SpDi durch einen Zuständigkeitskonflikt entstehen: Die Klärung von Suizidalität ist eine vorrangig ärztliche und psychotherapeutische Aufgabe. Deshalb ist es notwendig, sich darüber im Team zu verständigen und Lösungen zu suchen, wenn keine solche Fachperson zur Verfügung steht. Zum Problem des gesicherten Wohnens sei angemerkt, dass durch verschiedene gesetzliche Regelungen die Vermieterrechte deutlich gestärkt wurden und Zwangsräumungen wesentlich leichter zu erreichen sind als noch vor einigen Jahren. Das möglichst frühzeitige Erkennen potenziell drohender Wohnungsverluste ist daher von allerhöchster Bedeutung auch in Sozialpsychiatrischen Diensten.

Suizidandrohungen sind *immer* ernst zu nehmen. Bei völlig isoliert lebenden Personen können zudem schon kleine Verlusterfahrungen oder Gefahrensbefürchtungen zu suizidalen Handlungen führen. Sozialpsychiatrische Dienste sollten auch anderen Hilfeeinrichtungen gegenüber frühzeitig darauf hinweisen.

Forensische Nachsorge als Bestandteil sozialpsychiatrischen Handelns

Die Forensik (Maßregelvollzug) ist (endlich) in der Sozialpsychiatrie angekommen. Lange blieb sie weitgehend ausgeklammert und führte in der sozialpsychiatrischen Debatte eher ein Schattendasein. Die Ein- bzw. Ausschließung hinter die »Mauern« der forensischen Kliniken in Verbindung mit Zwang und Gewalt, die der Forensik zugeschrieben werden, vertrug sich nicht mit den nicht selten einseitig vorgetragenen und vertretenen Freiheitsideologien der Sozialpsychiatrie.

Bei diesen straffällig gewordenen Personen im Zustand verminderter oder fehlender Schuldfähigkeit geht es darum, ihnen wieder ein Leben »draußen« zu ermöglichen und zu erhalten. Das gelingt oft nicht durchgängig, vielmehr sind neuerliche Unterbringungen nicht auszuschließen. Das Ziel bleibt dabei unverändert, ein zufriedenstellendes Leben im Gemeinwesen zu ermöglichen. Anschließend kann das Ziel heißen, die nächste Phase möglichst lange zu erhalten und gleichzeitig den Schutz und die Sicherheit der Allgmeinheit im Blick zu haben.

BEISPIEL

Herr Lederer wurde Ende der 1960er-Jahre in einer mittelgroßen Stadt geboren. Die Familie lebte in einfachen Verhältnissen. Im Kindergartenalter wurde er von einem Auto angefahren, erlitt eine Schädelverletzung und lag danach zwei Wochen im Koma. Er hatte schon sehr frühzeitig schulische Probleme, war verhaltensauffällig, aggressiv und wurde vom Vater mit Schlägen bestraft. Bereits im Alter von unter zehn Jahren kam es zu derart massiven Tätlichkeiten gegenüber seinen Geschwistern und seiner Mutter, dass er zeitweise in Heimen untergebracht wurde.

Die Hauptschule hat er nach acht Jahren, eine Ausbildung als Betriebsschlosser nach eineinhalb Jahren abgebrochen. Danach wechselten sich Zeiten von Arbeitslosigkeit und Gelegenheitsjobs ab. 1994 heiratete er eine Frau aus Zentralafrika. Nach einigen Jahren trennte er sich von ihr und hatte eine Beziehung zu einer Freundin seiner Frau. Mit ihr hat er ein gemeinsames Kind. Die Beziehung war allerdings nur von kurzer Dauer. Schon seit langer Zeit besteht weder zu dieser Frau noch zum Kind ein Kontakt.

Herr Lederer leidet schon seit Langem an einer paranoid-halluzinatorischen Psychose in Verbindung mit einem zumindest in früheren Zeiten enormen Suchtmittelmissbrauch (Alkohol und Schlafmittel), seit der gerichtlichen Auflage und der Führungsaufsicht hat der Suchtmittelmissbrauch allerdings keine besondere Bedeutung mehr. Verordnete Medikamente nimmt er nur, weil er aufgrund der Auflage weiß, dass er diese nicht umgehen kann, wenn er im Gemeinwesen leben will.

Eine reflektierte innere Auseinandersetzung damit, dass sein Verhalten, seine Einstellungen etc. etwas mit seiner Biografie in Verbindung mit der psychischen Erkrankung zu tun haben könnte, liegt ihm fern. Ob und in welcher Weise die Schädelverletzung in früher Kindheit Auswirkungen auf neurologisch bedingte Einschränkungen in seinem Verhalten hat, konnte trotz verschiedener Untersuchungen nicht in Erfahrung gebracht werden. Eine intrinsische Auseinandersetzung mit seiner psychischen Erkrankung, deren Folgen in seinem Verhalten und seinen Interaktionen mit der Umgebung ist nicht abzusehen.

Herr Lederer lebte in einem ausrangierten Omnibus auf dem Gelände der Bundesbahn, ohne dass dies zu Problemen mit der Umgebung führte. Er lebte und »werkelte« in diesem Bus. Zu dieser Zeit nahm er keine Medikamente ein, konsumierte aber Alkohol und auch illegale Drogen.

Aufgrund seines bedrohlichen und gewalttätigen Verhaltens bestand die Betreuung von Herrn Lederer vorrangig darin, dass sich der Mitarbeiter des Sozialpsychiatrischen Dienstes mit ihm mindestens einmal in der Woche am Bahnhof traf und die freiwillige Geldverwaltung umsetzte in Verbindung mit Gesprächen und Klärung dringender Alltagsangelegenheiten. Der Treffpunkt Bahnhof hatte den einfachen Grund, dass der Mitarbeiter ihn hier in der Öffentlichkeit antraf und somit das Risiko gewalttätiger Übergriffe deutlich geringer war. Nachdem der Bus aus ungeklärten Gründen abbrannte, begann eine Odyssee durch Sozialhotels, aus denen er aufgrund seines Verhaltens immer wieder schnell hinausflog.
Die Betreuung durch den SpDi erfolgte eher reagierend, da wir nicht mehr so richtig und kontinuierlich an ihn herankamen trotz vielfacher Versuche. Nach einer tätlichen Auseinandersetzung mit der Polizei auf einem öffentlichen Platz wurde Herr Lederer ins Vollzugskrankenhaus eingewiesen. Er hatte Schaufenster demoliert und sich gegen die anschließende polizeiliche Kontrolle vehement zur Wehr gesetzt. Vom Krankenhaus wurde er in eine forensische Klinik verlegt. Kurz nach der Einweisung nahm der Mitarbeiter des SpDi den Kontakt zu ihm auf und stabilisierte in der forensischen Klinik die Beziehung.
Nach drei Jahren forensischer Unterbringung kehrte Herr Lederer zurück und wurde in einer offenen »besonderen« Wohnform untergebracht. Zwischenzeitlich war er im ambulant Betreuten Wohnen mit den entsprechenden Auflagen untergebracht. Dies funktionierte mit wechselndem Erfolg und bei fragiler Beziehung.
Herr Lederer verfügt über eine aus unserer Sicht deutlich eingeschränkte Fähigkeit, seinen Alltag in der Auseinandersetzung mit der Umwelt zufriedenstellend zu gestalten, was zum Beispiel im Hinblick auf seine Körperhygiene, die Wohnraumgestaltung und die Alltagsplanung sichtbar wird. Er strebt nach möglichst großer

Eigenständigkeit und kommt dabei immer wieder mit den Regeln und Strukturen der Umgebung in Konflikt. Die Alltagsversorgung samt Ernährung und Ordnung in der Wohnung, der Umgang mit Konflikten mit der Umgebung und den Mitarbeiter*innen der Wohneinrichtung funktionieren »irgendwie, aber mit großen Abstrichen und immer im Spannungsverhältnis von Begrenzung und Gewährenlassen.

Er hat zu fast allen Lebensangelegenheiten ausgeprägte besondere Vorstellungen davon, wie etwas funktionieren und ablaufen soll. Auch die zwischenzeitlich über 15-jährige beharrliche, kontinuierliche und auch geduldige Arbeit mit ihm zeitigt kaum Änderungen in seiner Haltung und Einstellung, um das Zusammenleben mit der Umwelt konfliktfreier zu gestalten. Nur mit viel Druck kann er dazu angehalten werden, Mindestregeln einzuhalten. Möglich ist das nur durch die Aufrechterhaltung der gerichtlichen Auflagen und der Führungsaufsicht im Hintergrund.

Wesentliches Thema, um das sich viele seiner Gedanken drehen und das er mit viel Energie verfolgt, ist sein Kampf um eine Reduzierung – eigentlich eher die Absetzung – der Medikamente. Im Laufe der langen und engen Betreuungszeit ist es zwar gelungen, eine tragfähige und belastbare Beziehung zu ihm aufzubauen. Doch seine Anstrengung, gegen die Auflage der Medikamenteneinnahme zu rebellieren, konnte bisher nicht in eine Tolerierung der Notwendigkeit transformiert werden. Aufgrund seines beharrlichen »Dagegenankämpfens« (er versuchte durch häufige Arztwechsel eine Reduzierung zu erreichen) wurden die gerichtlichen Auflagen immer enger und klarer gefasst. Ursprünglich wurde die Führungsaufsicht auf vier Jahre angesetzt, wurde dann aber auf fünf Jahre und anschließend unbefristet ausgesprochen. Aufgrund dieser Situation findet seit über zehn Jahren eine direkte Anbindung an die Psychiatrische Institutsambulanz der Forensik statt.

Alle Versuche, für und mit Herrn Lederer eine regelmäßige Tagesstruktur aufzubauen, sind immer nach wenigen Tagen oder Wochen an seiner begrenzten Fähigkeit gescheitert, sich an ein Gruppenleben oder an eine Gruppenordnung anzupassen. Er berichtet, dass er sich aufgrund von »Blickkrämpfen«, Atemnot, Rückenschmerzen und anderen somatischen Beschwerden nicht einfügen kann – aus seiner Sicht eine Folge der Medikamenteneinnahme. Nach unserer Beobachtung passen die Beschwerden immer gut zu den Nebenwirkungen, die er aus den genau durchgearbeiteten Beipackzetteln von Medikamenten herausliest. Trotzdem gelang es durch eine Betreuung an einer »sehr langen Leine«, dass er auch ruhigere und zufriedenere Phasen in der Wohnunterkunft hat.

Fragt man ihn, wie er leben wolle, ist seine Vision, über einen Wohnort (Wohnen in einer Werkstatt) zu verfügen, an dem er schrauben und schweißen kann, um seine Ideen von »Maschinen oder Geräten« umzusetzen, mit denen er sich seit Jahren beschäftigt. Diese Vision ist in der Enge einer Großstadt bislang nicht realisierbar gewesen.

Menschen wie Herrn Lederer können oft nicht erkennen, dass sie erkrankt sind und die Folgen der Erkrankung auch Auswirkungen auf ihr Verhalten haben. Für sie ist die Umgebung (auch und gerade professionell Helfende) vorrangig für ihre missliche Lage und ihren Gesundheitszustand verantwortlich. Die Aufgabe und Herausforderung bestehen darin, die Utopie der Umsetzung kleiner Veränderungsschritte nicht aufzugeben. Es geht darum, kontinuierlich mit Geduld, Klarheit und Kreativität dranzubleiben und eher kleine Brötchen zu backen. Das vorrangige Ziel ist, dass diese Personen weiter »draußen« leben können, was eine ständige Herausforderung für sie selbst, aber auch für die Helfenden ist.

Bei Herrn Lederer besteht die unveränderliche fixe Idee darin, eine »Werkstatt« zur Verfügung haben zu wollen, in der er wohnen und seine

Ideen und Vorstellungen umsetzen kann. Trotz aller Mühsal: Er ist zwar manchmal unausstehlich, verfügt aber zweifellos auch über sympathische Grundzüge.

Immer noch bedeutet die Forensik für nicht wenige Mitarbeitende und ihre Träger ein heikles Arbeitsfeld, handelt es sich doch gleichzeitig um etwas Besonderes und doch auch Allgemeines im Hinblick auf das übergreifende sozialpsychiatrische Handeln. Einerseits werden aufgrund der Besonderheit von manchen Akteur*innen Sonderstrukturen erwartet und gefordert. Andererseits stellt die Arbeit für die Mehrheit der Akteur*innen einen integrativen Bestandteil niedrigschwelligen, alltags- und lebensweltorientierten sozialpsychiatrischen Handelns dar, wenn einige Spezifika berücksichtigt werden.

Abgesehen von der Notwendigkeit, sich mit den gesetzlichen Grundlagen des Maßregelvollzugs vertraut zu machen, vor allem mit den Paragrafen 126a StPO, 63 und 64 StGB, besteht die wesentliche Besonderheit darin, dass eine Straftat im Zustand verminderter oder fehlender Schuldfähigkeit begangen wurde. Dies bedeutet, dass die betreffende Person nicht bestraft wird. Während eine rechtmäßig verurteilte Person ihre Strafe im Strafvollzug verbüßt oder zu einer Ersatzfreiheitsstrafe verurteilt wird, wird eine Person, die ein Delikt im Zustand krankheitsbedingter Schuldunfähigkeit begangen hat, also einerseits ein Recht auf Behandlung hat und andererseits einer kontinuierlichen Überprüfung unterliegt, daraufhin überprüft, ob von der Person noch eine Gefahr für die Allgemeinheit ausgeht (Schutz der Allgemeinheit).

In der Arbeit mit ehemals forensisch untergebrachten Patient*innen (forensische Nachsorge) steht im Vordergrund, einerseits nichts »schönzureden«, indem mögliche Risiken und Gefährdungen heruntergespielt, verdrängt oder bagatellisiert werden. Andererseits ist darauf zu achten, nicht zu dramatisieren und somit, wie dies häufig in den Medien geschieht, »Monster« zu konstruieren. Dies wiederum erfordert einen intensiven, kontinuierlichen und offenen Austausch mit der forensischen

Klinik über Fortbildungen, gegenseitige Hospitationen in Verbindung mit einer klaren, eindeutigen und offenen Kommunikation zwischen allen Beteiligten (forensische Klinik, Gerichte, Bewährungshilfe, Einrichtungen des Gemeindepsychiatrischen Verbunds (GPV) und die betroffene Person mit dem jeweiligen Umfeld).

TEAMRÜCKHALT Gleichzeitig sind eine enge Rückbindung und ein Rückhalt im jeweiligen Team unabdingbar, um Vorbehalte, Befürchtungen, Ängste und die praktischen Erfahrungen kontinuierlich zu besprechen, auch und vor allem mit der forensischen Ambulanz der Klinik. Geradezu fatal bis fahrlässig wäre es, Ängste, Befürchtungen, Vorbehalte und unangenehme Gefühle von Mitarbeiter*innen nicht ernst zu nehmen, zu leugnen, zu verdrängen, »unter den Teppich zu kehren«. Es braucht im Team eine offene Atmosphäre, in der das Recht und die Pflicht für die Mitarbeitenden bestehen, in Fallkonferenzen ihre Fragen, Wahrnehmungen, Erfahrungen, Erkenntnisse und Gefühle einzubringen und zur Diskussion zu stellen.

Positive Erfahrungen mit diesem Personenkreis werden dann gemacht, wenn die aus der forensischen Klinik zu entlassenden Menschen sorgfältig und differenziert und vor allem gemeinsam von der Klinik und den Einrichtungen des Gemeindepsychiatrischen Verbundes für die Rückkehr in den Sozialraum vorbereitet werden. Für die tägliche Arbeit mit den ehemaligen forensisch untergebrachten Patient*innen gelten ansonsten die gleichen Maximen und Handlungsregeln wie für jedes sozialpsychiatrische Handeln.

Die Ambivalenz der sozialpsychiatrischen Arbeit besteht darin, den Leitlinien von Selbstbestimmung, Autonomie und Selbstverantwortung zu folgen, gleichzeitig aber sind Situationen und Konstellationen zu bewältigen, in denen zumindest zeitweise eine einseitig definierte und mit gesetzlichen Vorgaben versehene und festgelegte Vorgehensweise umgesetzt werden muss. Diese geht mit der Einschränkung der Verantwortung und der Selbstbestimmung der Betroffenen einher. Dennoch bestehen weiterhin die Aufgabe und die Herausforderung, gemeinsam nach Wegen zu suchen, um sukzessive die Autonomie zu fördern und wiederherzustellen.

Spezifische Anforderungen und Erfordernisse für schwierige Fallkonstellationen

Auf die niederschwellige Arbeit muss man sich bewusst einlassen, da man viele Personen in äußerst prekären Lebenslagen erlebt, die sich eben nicht ohne Weiteres beheben lassen. Und man muss bereit sein, sich auf die Klient*innen einzulassen, damit eine Beziehung entstehen kann. Es braucht Improvisationstalent, wenn man sich auf die Lebenswelt der Klient*innen einlässt und immer wieder versucht, sie dafür zu gewinnen, Hilfe anzunehmen und eine Veränderung in ihrem Leben zu wagen. Der Mensch wird dadurch als Subjekt wahrgenommen und in seiner Würde bestärkt.

Fachliche Grundlagen

Für die niederschwellige sozialpsychiatrische Arbeit müssen die Mitarbeitenden in der Lage sein, eine Haltung einzunehmen, die sie weder ausbrennen lässt noch die Klient*innen demoralisiert, indem diese als unbehandelbar etikettiert werden. Die Erwartungen an die Möglichkeit der betreuten Menschen, sich nachhaltig zu verändern, müssen gleichwohl bescheiden bleiben. »Erfolge« sind nicht nur große Schritte mit entsprechenden Änderungen, sondern oft auch kleine Schritte, die erst auf die Dauer zu Veränderungen führen.

TRAUMATISIERUNGEN Die Mitarbeitenden benötigen eine Traumasensibilität, denn viele dieser Menschen, die von den Hilfeangeboten nur schwer erreicht werden, sind traumatisiert. Die Herstellung einer Beziehung zu anderen Menschen ist schwierig für sie, kann aber aufgebaut werden, wenn sukzessive ein Mindestmaß an Vertrauen erzeugt wird.

Dies wiederum gelingt nur, wenn die Mitarbeitenden in Vorleistung gehen, sich einerseits in der professionellen Rolle bewegen, andererseits sich als ganze Person zeigen.

Als Mitarbeiter*in in einem Sozialpsychiatrischen Dienst braucht man die Fähigkeit, mit Scheitern umgehen zu können, denn viele Ideen, Vorstellungen und Wünsche für die Klient*innen und ihr Leben können nicht umgesetzt werden. Die Eigenheiten und der eigene Wille der Klient*innen müssen respektiert werden, wie dies sowohl in der UN-Behindertenrechtskonvention (UN-BRK) als auch im Bundesteilhabegesetz (BTHG) als grundlegende Prinzipien formuliert ist und gefordert wird. Dies kann aber bedeuten, dass sie die Hilfe nicht annehmen. Die Professionellen scheinen vieles besser zu wissen, aber letztlich sind es die betreuten Personen selbst, die die Möglichkeit haben müssen, selbst zu entscheiden. Diese Eigenschaften stellen die Voraussetzung dafür dar, dass die Mitarbeitenden die Hoffnung nicht verlieren und sie für die Klient*innen mit aufrechterhalten können. Es braucht die Eigenschaft, den Klient*innen immer wieder mit großer Offenheit zu begegnen, sich auf sie einzulassen und stets mit ihnen neue Möglichkeiten und Wege auszuprobieren. Dafür ist es wiederum erforderlich, sich im Team zu öffnen, um eigene Wahrnehmungen, Gefühle, Befürchtungen und Hoffnungen zu reflektieren. > Freier Wille, Seiten 84 f.

Diese Haltung steht einer distanzierten, professionellen Mentalität, die sich eher als Dienstleistung begreift, entgegen, eine Haltung, die das Gegenüber als Auftraggeber sieht, der ein Ziel verfolgen möchte, eine offensichtliche Motivation mitbringt und dazu Assistenz benötigt – eine Vorgabe, wie es auch durch das Bundesteilhabegesetz (BTHG) befördert werden soll, in dem die Selbstbestimmung im Vordergrund steht. Trotzdem bewegt man sich mit sozialpsychiatrischen Hilfen in einer Ambivalenz, denn die Autonomie einer jeden Person, die die Hilfeangebote als nicht passend erlebt, muss immer im Blick bleiben. Für diese Situation ist der Begriff der Kooperationspartner*in passend. Er bringt die verschiedenen

Anforderungen zum Ausdruck, wie Menschen in schwierigen Lebenslagen begegnet werden soll: Es handelt sich um ein professionelles Verhältnis, möglichst auf Augenhöhe mit gegenseitiger Verantwortung, in dem es aber auch sein kann, als Professionelle*r die Verantwortung für die Situation zu übernehmen. > Auftragsklärung, Seite 25

TEAMREFLEXION Deshalb ist es wichtig, solche Fälle im eigenen Team einzubringen, um die Möglichkeiten zu erörtern und zu prüfen, welchen Auftrag es gibt, von wem er kommt und welche weiteren Schritte zu tun sind. Darüber hinaus wird hiermit das eigene Handeln reflektiert, was dabei hilft, die Zurückweisung der Hilfeangebote nicht persönlich zu nehmen. Für die Reflexion dieser Tätigkeiten ist es sinnvoll, sich darüber klar zu werden, aus welchen Beweggründen man sich für die Arbeit im sozialen Feld entschieden hat, und für sich die Motivation zu klären, dass man gerade mit jenen Menschen arbeitet, die so gut wie keine Lobby haben.

Die persönlichen Voraussetzungen allein reichen jedoch nicht aus. Sie müssen flankiert sein von einer umfassenden Kenntnis und Vernetzung in der Hilfelandschaft, um immer wieder Angebote machen zu können, die der Situation und den Möglichkeiten entsprechen. Die Arbeit kann nur gut funktionieren, wenn die Mitarbeitenden in einem starken Team verortet sind.

In den Kernaufgaben des Bundesweiten Netzwerks Sozialpsychiatrischer Dienste sind grundlegende Aussagen und Feststellungen zur Arbeit in prekären Situationen niedergeschrieben, die auch als Grundlagen für Dienste mit ähnlichen Aufgaben dienen können (Albers & Elgeti 2024).

Rechtliche Rahmenbedingungen

Rechtliche Grundlage der sozialpsychiatrischen Arbeit ist die kommunale Aufgabe der Daseinsvorsorge auch für psychisch erkrankte Menschen, die sich mehr oder weniger präzise beschrieben in den PsychKG der Länder wiederfindet. Weitere wesentliche Rechtsgrundlagen sind die

Gesundheitsdienstgesetze der Länder, das Bürgerliche Gesetzbuch, das Bundesteilhabegesetz und das SGB V. Insbesondere wenn Gefährdungen infolge psychischer Erkrankungen Maßnahmen gegen den aktuellen (natürlichen) Willen der Betroffenen erforderlich machen, sind die genaue Kenntnis der rechtlichen Vorgaben und ein professionelles und sensibles Vorgehen in der Umsetzung solcher Maßnahmen erforderlich.

Es gibt immer wieder Situationen, in denen die Behandlung gegen den Willen einer Person und somit die zwangsweise Unterbringung notwendig wird. Die Unterbringung sollte immer die Ultima Ratio zur Abwendung erheblicher Selbst- oder Fremdgefährdung aufgrund einer psychischen Erkrankung sein. Alle denkbaren anderen Interventionsmöglichkeiten sollten zuvor ausgeschöpft worden sein.

Für eine zwangsweise Unterbringung gibt es grundsätzlich drei Rechtsgrundlagen, bei denen sich die Voraussetzungen und Umsetzungsverfahren erheblich unterscheiden:

- Unterbringung nach jeweiligem Psychisch-Kranken-Hilfe-Gesetz (PsychKG),
- Unterbringung nach Bürgerlichem Gesetzbuch (BGB),
- forensische Unterbringung nach Gerichtsverfahren und Verurteilung.

Unterbringungen nach den Psychisch-Kranken-Hilfe-Gesetzen (PsychKG) der Länder kommen überwiegend in akuten und erheblichen Eigen- oder Fremdgefährdungssituationen bei psychiatrischen Notfällen zur Anwendung. Hier wird die Unterbringungsentscheidung meist kurzfristig lediglich vorläufig von den zuständigen Ordnungsbehörden getroffen und nachträglich im Eilverfahren von den zuständigen Gerichten legitimiert.

Da es sich bei den PsychKG um Landesgesetze mit unterschiedlichen Regelungen handelt, ist das sozialpsychiatrische Hilfesystem und insbesondere der Sozialpsychiatrische Dienst recht unterschiedlich an diesen Verfahren beteiligt. Während die Beteiligung der SpDi in den meisten Bundesländern zumindest während der Dienstzeiten vorgesehen ist, sind die

SpDi in Bayern und Baden-Württemberg weitgehend außen vor. In einigen Bundesländern ist ein 24/7-Rufbereitschaftsdienst vorgegeben, besetzt auch mit ärztlicher Kompetenz, der das Verfahren mit fachlich kompetenter Situationseinschätzung und Krisenintervention nach Möglichkeit am Ort des Geschehens begleiten und die Entscheidungsfindung unterstützen bzw. diese in der Funktion als Ordnungsbehörde treffen soll.

Unterbringungen nach dem Bürgerlichen Gesetzbuch (Bundesgesetz) sind ausschließlich bei Eigengefährdung aufgrund einer psychischen Erkrankung legitim. Das gesetzlich vorgegebene Verfahren erfordert in der Regel einen längeren Vorlauf, da zunächst ein Gerichtsbeschluss vorliegen muss, der eine Begutachtung und richterliche Anhörung zur Voraussetzung hat. In Akutfällen kann eine Unterbringung auf dieser Rechtsgrundlage nur dann erfolgen, wenn die Betreuenden die Aufgabenbereiche »Aufenthaltsbestimmung« und »Unterbringung und freiheitsentziehende Maßnahmen« innehaben und die Zuführung ohne Zwangsmaßnahmen möglich ist. Hier sind Sozialpsychiatrische Dienste, wenn überhaupt, nur beratend beteiligt.

Eine *forensische Unterbringung* setzt ein Gerichtsverfahren und eine Verurteilung aufgrund einer durch eine psychische Erkrankung bedingte erhebliche Straftat voraus. Hier kommt die Beteiligung der SpDi in beratender Funktion extrem selten vor.

Im Folgenden soll in erster Linie auf die Umsetzung von Unterbringungen nach den PsychKG unter Beteiligung des SpDi eingegangen werden. Hier gibt es unterschiedliche Ausgangssituationen bezüglich Kriseneinschätzung und Zusammenarbeit mit der Polizei.

Kriseneinschätzung

Bei einer Person entsteht eine Krisensituation, die die Notwendigkeit einer Unterbringung erforderlich erscheinen lässt. Diese Einschätzung kann entweder durch Fremdinformationen (oft Familienangehörige, aber auch Einrichtungen) oder im Rahmen eines (Erst-)Kontakts entstehen; es kann sich sowohl um eine Fremd- als auch um eine Selbstgefährdung handeln. Die Vorbereitung der Intervention muss anhand der Ausgangsinformation gestaltet werden.

Bei Fremdinformation muss eine möglichst genaue Situationsbeschreibung unter besonderer Beachtung möglicher Gefährdungen erfragt und bei bekannten Patient*innen die eigene Dokumentation eingesehen werden, um den geeigneten Zugangsweg zu finden. Kann man zu zweit (etwa: Sozialpädagogin oder Ordnungsbeamter plus Ärztin oder Arzt) in die Situation gehen? Ist die Unterstützung durch die Polizei zur Gefahrenabwehr erforderlich? Soll die Polizei wegen der akuten Eskalation zur Sicherung der Situation sofort hinzugeholt werden oder erst etwas später (die Polizei kann meist sehr viel schneller als das SpDi-Team vor Ort sein)? > Dokumentation, Seiten 115f.

Beim Eintreffen vor Ort sollten zunächst eine möglichst detaillierte Situationsbeschreibung und eine Fremdanamnese erhoben werden, sofern dies möglich ist, und zwar ohne dass sich die Betroffenen nicht wahrgenommen oder gar ausgeschlossen fühlen. Als Nächstes sollten die Betroffenen nach Möglichkeit zu ihrer Wahrnehmung und ihrem Erleben der Situation befragt werden. Dazu sollte, wenn machbar, eine ruhige Umgebung abseits der anderen beteiligten Personen (wenn möglich, anderer Raum) gesucht werden, ohne die Eigensicherung zu vernachlässigen (etwa Polizistin vor angelehnter Tür, Sitzposition auf gleicher Höhe oder höher als die betreffende Person und näher zum Ausgang). Zu achten ist auf potenziell gefährliche Gegenstände. Mit Einverständnis können Vertrauenspersonen hinzugezogen werden.

Entsteht während eines Kontakts eine Eskalation, hängt das weitere Vorgehen davon ab, ob eine reine Selbstgefährdung (etwa akute Suizidalität) oder eine Fremdgefährdung besteht und ob sich die Fremdaggression (auch) gegen die Mitarbeitenden des SpDi oder gegen anwesende oder nicht anwesende Dritte richtet. Bei reiner Selbstgefährdung ohne Fluchttendenzen kann im Rahmen eines Krisengesprächs versucht werden, eine stationäre Aufnahme auf freiwilliger Basis (möglichst »auf Augenhöhe«) auszuhandeln. Bei Nichtgelingen sollte die Einleitung der Unterbringung (Anmeldung in der Klinik, Erstellung der ärztlichen Stellungnahme, Organisation des Krankentransports) nach Möglichkeit für die Betroffenen transparent erfolgen. Dabei sollten die allgemeinen Grundsätze des Umgangs mit Patient*innen und mit dem Umfeld in Unterbringungssituationen beachtet werden. > Suizidalität, Seiten 111 f., 115

Besteht Fluchtgefahr, sollte die Polizei umgehend hinzugezogen werden, bevor das weitere Vorgehen besprochen wird. Besteht eine Fremdgefährdung gegenüber anderen Anwesenden, gilt es dennoch, Ruhe zu bewahren (und auszustrahlen) und ausreichend Abstand aller zur betroffenen Person herzustellen: näher als die betroffene Person zum möglichen Fluchtweg stehend, und beruhigend auf alle Beteiligten einzuwirken. Dabei sollten »Ansagen« klar, eindeutig und verständlich unter Wahrung der Würde des Gegenübers erfolgen. Gelingt eine Deeskalation auf diese Weise nicht, sollten sich alle Beteiligten möglichst ruhig und geordnet zurückziehen und die Situation bis zum Eintreffen der Polizei aus der Ferne im Auge behalten. Besteht die Fremdgefährdung gegenüber nicht anwesenden Dritten (etwa bei geäußerten Mordabsichten), so kann, wenn keine Fluchttendenz besteht, analog zum Vorgehen bei reiner Selbstgefährdung vorgegangen werden.

Kooperation mit Polizei

Wurde die Polizei in einer eskalierenden Krise hinzugezogen, ist die Polizei bereits am Ort des Geschehens und will nun den SpDi hinzuziehen, dann ist es zunächst erforderlich, sich telefonisch die Situation möglichst detailliert unter Berücksichtigung aller Beteiligten schildern zu lassen, um zu entscheiden, ob ein Verbleiben der Polizei bis zum Eintreffen des SpDi-Teams oder eine Verbringung der betroffenen Person zur nächsten Polizeiwache der Situation am ehesten gerecht wird. Diese Entscheidung ist vor allem abhängig von der Interaktion zwischen Patient*in und

Umfeld. So kann eine Entzerrung der Situation durch Herausnahme der betroffenen Person in bestimmten Konstellationen deeskalierend wirken und für alle Beteiligten entlastend sein. Wichtig ist es bereits hier, den Polizeibeamt*innen Hinweise zum Umgang mit den Beteiligten, insbesondere mit dem erkrankten Menschen, zu geben. Das Weitere erfolgt nach Eintreffen des Teams in der Situation oder auf der Wache.

Ist eine Person von der Polizei aufgegriffen und zur Wache verbracht worden, geht man auf der Wache genauso wie auch bei der Intervention vor Ort vor. Meist ist die Situation hier übersichtlicher, da man sich nicht auch um erregte Angehörige kümmern muss und die Eigensicherung gewährleistet ist.

Auch wenn die Gefährdung im Rahmen eines alltäglichen Kontakts deutlich wird, hängt das weitere Prozedere von der Art der Gefährdung ab. Da man zunächst allein in der Situation ist, sollte sich die Aufmerksamkeit besonders auf die Eigensicherung richten, insbesondere wenn die Situation nicht einschätzbar ist oder aggressives Verhalten gegenüber den Mitarbeitenden oder anderen Beteiligten deutlich wird. Das weitere Umgehen mit der Situation unterscheidet sich nicht von den oben beschriebenen Vorgehensweisen. > Gefährdung, Seiten 110, 138

ABBILDUNG 2

Umgang in Notsituationen mit Unterbringung

Allgemeine Grundsätze zum Verhalten in psychiatrischen Notfallsituationen und bei Unterbringungen:
Möglichst präzise Vorinformation einholen!
Ruhe bewahren (und ausstrahlen)!
Respekt und Achtung vor der Würde der betroffenen Person und aller Beteiligten zeigen, selbst wenn man beschimpft oder beleidigt wird!
Andere Beteiligte (insbesondere die Polizei) dazu anhalten, sich ebenso zu verhalten!
Sich klar und eindeutig ausdrücken, nach Möglichkeit, ohne direktiv aufzutreten!

Auf das Einhalten eines ausreichenden Abstandes zur betroffenen Person auch bei den anderen Beteiligten achten (zu große Nähe kann Angst und Aggression auslösen)!
Sich Zeit nehmen!
Im Kontakt zur betroffenen Person eine möglichst entspannte Atmosphäre schaffen!
Erst zuhören, dann fragen, dann die eigene Einschätzung und mögliche weitere Schritte erklären sowie nach Möglichkeit mit der betroffenen Person nach Lösungen suchen!
Die Entscheidung zur Unterbringung erklären (wenn nötig, auch wiederholt), selbst wenn der Eindruck entsteht, dass das die betroffene Person im Moment nicht erreicht!
Die weiteren Aktionen und den Gang des Verfahrens erklären!
Auch dem beteiligten Umfeld sollten Vorgehen und Entscheidung erklärt werden!
Nach Möglichkeit sollte die Unterbringungssituation nach einer ausreichenden Stabilisierung mit der betroffenen Person nachbesprochen werden!

Anforderungen an sozialpsychiatrische Teams und ihre Träger

Die Einbettung in ein funktionierendes Team mit genügend Personalkapazität ist eine notwendige Voraussetzung, um die einzelnen Mitarbeitenden in die Lage zu versetzen, dauerhaft mit Menschen zu arbeiten, die sich in hochkomplexen Problemlagen befinden.

Laut den fachlichen Empfehlungen des Bundesweiten Netzwerks der Sozialpsychiatrischen Dienste sind folgende Professionen für die niedrigschwellige Beratung und Betreuung empfohlen: Sozialarbeiter*innen, Sozialpädagog*innen, Ärzt*innen bzw. Zusammenarbeit mit Ärzt*innen der PIA und niedergelassenen Fachärzt*innen, Ergotherapeut*innen, Psychiatrische Fachpflegekräfte, Heilerziehungspfleger*innen, Genesungsbegleiter*innen, Verwaltungsmitarbeiter*innen, Praktikant*innen, Bürgerhelfer*innen. Weiterhin ist eine enge Zusammenarbeit mit jenen Kolleg*innen sinnvoll, die Assistenzleistungen im

Rahmen der Eingliederungshilfe erbringen. Wenn die Hürde der Antragstellung überwunden und eine Vermittlung gelungen ist, kann hier mit mehr Zeit auf die gesamte Situation eingegangen werden.

Die Dienste benötigen eine verlässliche Struktur, um für die Klient*innen gut erreichbar zu sein: möglichst großzügige Öffnungszeiten und eine gute telefonische Erreichbarkeit mit der Verlässlichkeit, telefonisch zurückgerufen zu werden. Mindestens eine Fachkraft ist immer vor Ort.

NEULINGE Das Engagement beginnt mit einer gründlichen Einarbeitung, bei der die neuen Kolleg*innen nach Möglichkeit von erfahrenen Kolleg*innen zunächst mitgenommen werden, um so die Arbeitsabläufe und die Bandbreite der Themen kennenlernen zu können. Für die Arbeit gerade mit Menschen, die nur schwer zu erreichen sind, ist eine breit gefächerte und fundierte Kenntnis der Sozialgesetzgebung, der Kranken-, Pflege- und Rentenversicherung, der Schuldnerberatung, des Aufenthaltsrechts etc. unabdingbar. Das Wissen wird zwar bereits im Studium erworben, muss aber in den Teams vertieft und zum Beispiel nach Schwerpunkten verteilt und verankert werden. Das Team stellt den Zusammenhang zu den örtlichen Gegebenheiten her: Wie verlaufen die Kommunikationskanäle, wer arbeitet wie zusammen, welches sind die Personen, mit denen man am besten kooperiert?

Träger und Teams müssen in der Kommune gut vernetzt sein und mit allen Einrichtungen und Institutionen kooperieren. Es braucht Zeit und spontane Kontaktmöglichkeiten für Absprachen, Rückfragen und den Austausch (inklusive »Tür-und-Angel-Gespräche«). Darüber hinaus sind wöchentliche Fallbesprechungen, regelmäßige Intervision und/oder Supervision und ethische Fallbesprechungen obligatorisch für Teams in der psychosozialen niederschwelligen Arbeit. Sie sind wichtige Bestandteile, um sich reflektieren, sich auseinandersetzen und sich gegenseitig entlasten zu können. Ein Klima konstruktiver Zusammenarbeit innerhalb des Teams ist eine notwendige Voraussetzung für eine respektvolle Arbeit mit Menschen, die aus Sicht der professionell Tätigen Hilfe benötigen, dies selbst aber anders sehen. > Kooperation, Seiten 143 f.

Eine weitere wichtige Voraussetzung für die Arbeit mit schwer zu erreichenden Menschen ist eine möglichst große Flexibilität bezüglich Ort, Zeit und Inhalt. Die Teams müssen zudem dafür sorgen, dass ihre Träger erfahren, in welchen Nöten diese Menschen leben. Die Träger wiederum müssen die Gesellschaft darauf aufmerksam machen und Lobbyarbeit leisten, um die Bedingungen zu verbessern. Eine Forderung könnte sein, dass die Dienste, die in der Versorgungsverpflichtung arbeiten, ein Budget aus der Eingliederungshilfe erhalten, um mehr Kapazitäten zu haben für die Betreuung jener Menschen, die Hilfen nur schwer annehmen können oder wollen, aber auch nicht alleingelassen werden können. Diese Arbeit braucht einen langen Atem. Der hektische Arbeitsalltag mit all seinen Anforderungen lässt dafür immer weniger Spielraum.

Die Dienste und Träger müssen dafür sorgen, dass die Strukturen und Bedingungen dafür bereitgestellt werden, die Mitarbeitenden in die Lage zu versetzen, Kontakt, Unterstützung und Hilfe in Settings zur Verfügung zu stellen, die in stark prekären Lebenssituationen noch angenommen werden (können). Sie müssen sich für die gute und ausreichende Finanzierung in den kommunalen Verwaltungen und der Politik einsetzen und kontinuierlich Lobbyarbeit leisten. Sie müssen über ihre Arbeit berichten. Sie müssen auf gesellschaftliche Missstände aufmerksam machen, um auch den Menschen eine Teilhabe zu ermöglichen, die aus allen sozialen Netzen weitgehend herausgefallen sind.

Psychohygiene für die Mitarbeitenden

Psychohygiene für die Mitarbeitenden beginnt mit einer guten Planung der Arbeitsabläufe (siehe Abbildung 3). Eine zweckmäßige und auf den jeweiligen Klientenkontakt bezogene Planung ist für den vorbeugenden Arbeitsschutz entscheidend. So können gefährliche Situationen

ABBILDUNG 3

Beratungsarbeit in sozialpsychiatrischen Hilfen

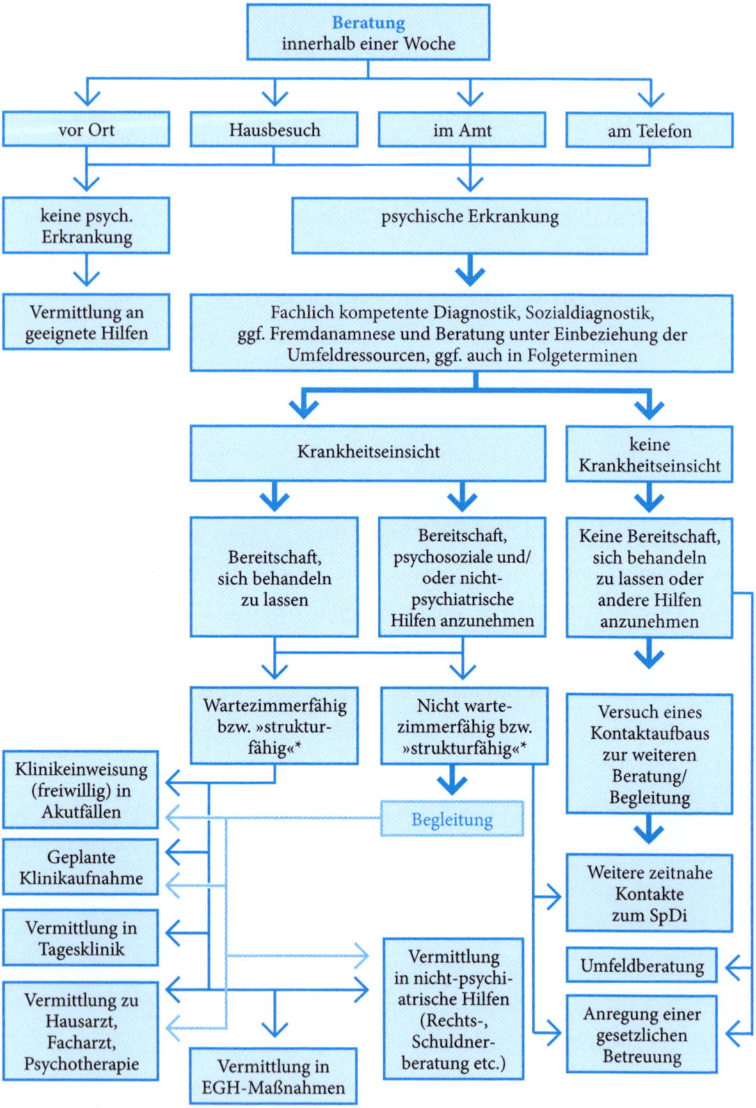

* »Strukturfähigkeit«: Betroffene sind in der Lage, Absprachen und Termine einzuhalten, sich an die in den Eingliederungshilfe-Maßnahmen (EGH) vorgegebenen Strukturen zu halten

ABBILDUNG 4

Arbeitsabläufe in krisenhaften Situationen

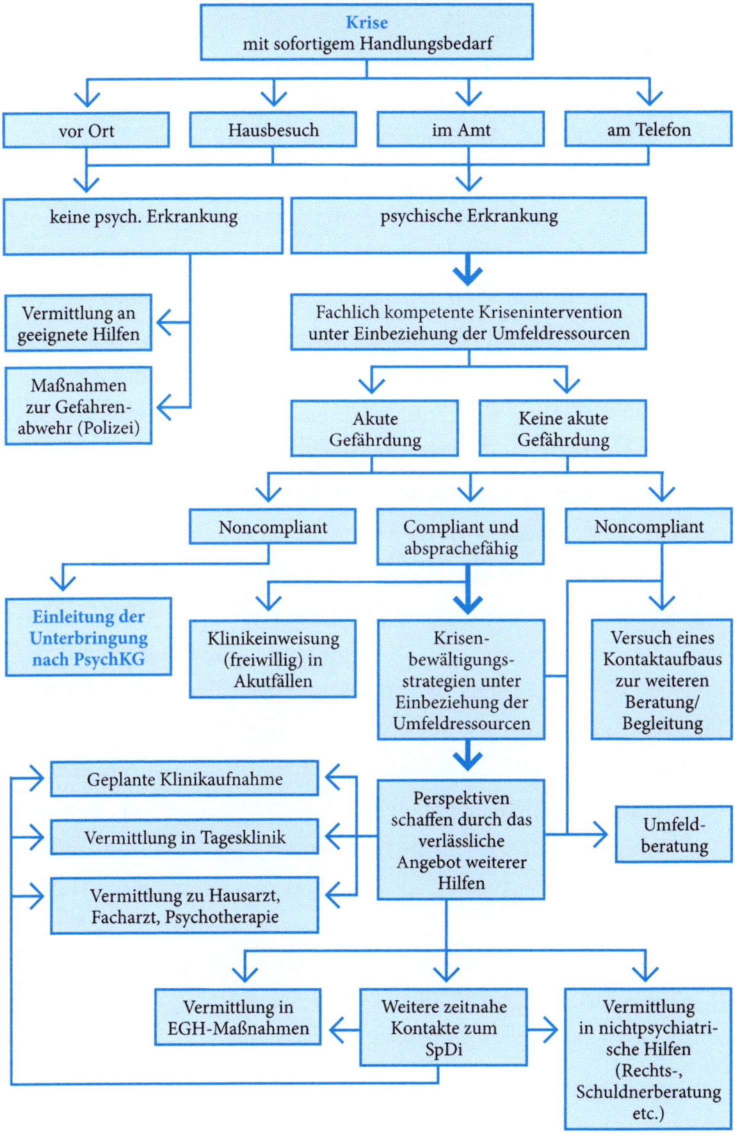

entschärft oder vermieden werden. Zum Arbeitsschutz gehört auch die Gefährdungsbeurteilung für den Bereich psychische Gesundheit.

GEFÄHRDUNGSBEURTEILUNG Bei der psychischen Gefährdungsbeurteilung ist daran zu denken, dass der regelmäßige Kontakt zu Menschen in emotionalen Ausnahmezuständen, die nur begrenzte Planbarkeit aufgrund häufiger Störungen beinhalten, eine erhöhte Belastung darstellt. Diese muss berücksichtigt werden und kann nicht einfach durch den hohen Abwechslungsreichtum und die Gelegenheit, eigenständige Entscheidungen zu treffen, als ausgeglichen angesehen werden. Auch widersprüchliche oder undurchführbare Aufträge stellen häufig eine große Belastung dar. Oft können wir einem Umfeld, das dringend eine »Heilung« oder aber Entfernung einer störenden Person fordert, nur dabei behilflich sein, das Unerträgliche einigermaßen erträglich zu gestalten. Des Weiteren kann die Arbeit mit Klient*innen, die weder den Wunsch nach noch die Hoffnung auf eine Veränderung ihrer Situation haben, ermüden. Daraus folgt, dass regelmäßige Supervision unerlässlich ist. Anlassbezogen kann durchaus auch ein zusätzlicher Supervisionsbedarf bestehen. Ebenso sind regelmäßig Deeskalationstrainings durchzuführen, um Fähigkeiten im frühzeitigen Erkennen und Entschärfen potenziell gewaltträchtiger Situationen zu trainieren.

In der Arbeit gibt es belastende und traumatisierende Situationen. Das können beispielsweise das (plötzliche) Versterben von Klient*innen und Kolleg*innen, Hausbesuche und Beratungsgespräche mit Gefährdungsmomenten, verbale Drohungen und Beschimpfungen, tätliche Angriffe, Suizide und Suizidversuche sein. Bei belastenden und/oder traumatisierenden Situationen während der Tätigkeit (sowie darüber hinaus) stehen den Mitarbeitenden im Rahmen des betrieblichen Gesundheitsmanagements Unterstützungsangebote zur Verfügung, deren konkrete Ausgestaltung allerdings von Arbeitgeber zu Arbeitgeber unterschiedlich ausfällt.

Bei allen Klientenkontakten sind Aspekte der Arbeitssicherheit zu berücksichtigen. Im Vorfeld ist zu klären, ob mit einer Eskalation der Situation gerechnet werden muss. Für Beratungsgespräche im Büro ist darauf zu achten, keine gefährlichen Gegenstände offen herumliegen zu lassen. Man muss in der Lage sein, Hilfe zu rufen (Anwesenheit einer weiteren Person im Raum oder Notrufknopf). Es ist darauf zu achten, dass der*die Besucher*in den Raum verlassen kann, ohne dass die beratende Person im Weg ist. Ein optimaler Beratungsraum hat eine zweite Tür, die es erlaubt, den Raum zu verlassen, ohne an dem*der Klient*in vorbeigehen zu müssen. Die Einhaltung dieser Rahmenbedingungen wird bei den Arbeitsschutzbegehungen überprüft.

HAUSBESUCHE Wenn wir bei Klient*innen zu Besuch sind, können wir die Situation wesentlich weniger beeinflussen und vorstrukturieren. Umso wichtiger ist eine durchdachte Vorbereitung. Hausbesuche, insbesondere bei unbekannten Personen sowie in Kriseninterventionen, sollten mindestens zu zweit durchgeführt werden. Gegebenenfalls können diese Hausbesuche auch mit anderen beteiligten Diensten durchgeführt werden, was jeweils vorab zu prüfen ist. Bei bekannten bzw. vermuteten und spontan auftretenden Gefährdungsaspekten (Übergriffe in der Vergangenheit, Drohungen, möglicher Waffenbesitz etc.) werden im Team die Notwendigkeit und die weitere Durchführbarkeit des Hausbesuchs (ggf. unter Hinzunahme der Polizei) besprochen und geplant.

Auch im Fall von (unerwarteten) Gefährdungssituationen, die nicht direkt von der aufzusuchenden Person ausgehen (etwa erhebliche bautechnische Mängel, aggressive Haustiere oder Mitbewohner*innen), ist ein Abbruch der Maßnahme einzuleiten. Es muß vorher vereinbart werden, wie der Hausbesuch abgebrochen werden soll, wenn man während des Hausbesuchs feststellt, dass sich die Situation gefährlich entwickelt. Dies gilt auch, wenn beispielsweise die Kollegin signalisiert, dass ein Abbruch erforderlich ist, weil sie, nachdem man gerade am Couchtisch Platz genommen hat, bemerkt hat, dass darunter ein griffbereites Messer liegt.

Für Hausbesuche bei unbekannten Personen ist es wichtig, so viele Informationen wie möglich im Vorfeld zu sammeln. Bei sehr angespannt wirkenden Menschen sollte überlegt werden, ob das Gespräch nicht besser im Türrahmen geführt wird. Beim Betreten der Wohnung ist darauf zu achten, wie man im Notfall möglichst schnell wieder herauskommt. Dies sollte auch bei der Sitzplatzwahl erwogen werden, falls man aufgefordert wird, Platz zu nehmen. Stehend kann der Rückzug schneller angetreten werden. Ebenso sollte auf Waffen wie Baseballschläger an der Tür, Messer auf dem Türrahmen, gefährliche Haustiere oder unerwartet anwesende Dritte geachtet werden. Auch bei der Annahme von Getränken ist Zurückhaltung geboten.

NACHBESPRECHUNGEN Nach belastenden Kontakten ist eine Nachbesprechung sinnvoll und unverzichtbar, bei gemeinsamen Hausbesuchen kann dies auf dem Rückweg erfolgen, gegebenenfalls bei einer Tasse Kaffee im nächsten Café (Datenschutz beachten!). Ist man allein unterwegs, kann ein kleiner Spaziergang den Kopf sortieren, bevor man sich wieder ans Steuer setzt. Viele andere nützliche Methoden zum Umgang mit schwer oder unerträglichen emotionalen Zuständen findet man in *Embodying Well-Being oder Wie man sich trotz allem wohl fühlen kann* von Julie Henderson (2001).

VERBANDBUCH Auch wenn man »nur« bedroht oder beschimpft worden ist, sollte in jedem Fall wenigstens ein »Verbandbucheintrag« oder besser eine Unfallmeldung erfolgen. Situationen, bei denen es zu einer körperlichen Verletzung gekommen ist, werden automatisch der Berufsgenossenschaft als Arbeitsunfall gemeldet, wenn man sich beim »Durchgangsarzt« vorstellt. Bei geringfügigen Verletzungen, wegen derer man es nicht für nötig hält, sich ärztlich versorgen zu lassen, macht man ebenfalls einen »Verbandbucheintrag«. Das Verbandbuch liegt im Verbandkasten, der sich in dem Raum mit einem grünen Schild mit dem Verbandkastensymbol an der Tür befindet. Aus Datenschutzgründen soll allerdings das Verbandbuch nicht mehr benutzt werden, weil dort alle sehen können, wer wann was eingetragen hat. Stattdessen gibt es Einzelformulare, die die betrieblichen Ersthelfer*innen verschlossen aufbewahren. Mithilfe dieses Verbandbucheintrags kann man, falls man später etwa eine Folgestörung entwickelt, den Zusammenhang mit dem Ereignis glaubhaft machen und Leistungen der Unfallversicherung erreichen. Es ist zudem wichtig, sich umgehend mit dem*der direkten Vorgesetzten in Verbindung zu setzen, um beim weiteren Vorgehen Unterstützung zu erhalten.

Gute sozialpsychiatrische Arbeit können wir nur leisten, wenn wir auf unsere eigene psychische Ausgeglichenheit achten. Überbelastungen und dem Gefühl des Alleingelassenseins müssen wir vorbeugen. Das ist nicht zuletzt eine Teamaufgabe.

Datenschutz – eine Gratwanderung

Datenschutz und Schweigepflicht sind zentrale Themen in der sozialpsychiatrischen Arbeit. Diese Prinzipien gewährleisten den Schutz der Privatsphäre der Klient*innen und das Vertrauen in die Dienste, unabhängig von den Berufsgruppen. Der Datenschutz bezieht sich auf den Schutz personenbezogener Daten vor unberechtigtem Zugriff und vor Missbrauch. In Deutschland wird der Datenschutz durch die Datenschutz-Grundverordnung (DSGVO) und das Bundesdatenschutzgesetz (BDSG) geregelt. Wesentliche Aspekte sind:

Verarbeitung personenbezogener Daten: Die Erhebung, Speicherung, Nutzung und Weitergabe von Daten dürfen nur erfolgen, wenn eine gesetzliche Grundlage oder eine ausdrückliche Einwilligung der betroffenen Person vorliegt.

Datenminimierung: Es sollen nur jene Daten erhoben und gespeichert werden, die für den jeweiligen Zweck erforderlich sind.

Transparenz und Informationspflicht: Betroffene müssen darüber informiert werden, welche Daten zu welchem Zweck erhoben und wie sie verarbeitet werden.

Die Wahrung von Rechten der Betroffenen: Dazu gehören die Rechte auf Auskunft, Berichtigung, Löschung und Einschränkung der Verarbeitung.

Die Schweigepflicht verpflichtet Fachkräfte, persönliche Informationen, die ihnen im Rahmen ihrer beruflichen Tätigkeit anvertraut werden, nicht unbefugt an Dritte weiterzugeben. Dies gilt besonders in sozialen und medizinischen Berufen (geregelt in § 203 StGB sowie in § 9 Abs. 1 MBO-Ä für die Ärzteschaft).

Diese Rechtsgrundlagen sowie die Freiheitsrechte, die jedem Menschen nach Artikel 13 GG zustehen, dürfen nur verletzt werden bei akuter Eigen- oder Fremdgefährdung, oder anders ausgedrückt: wenn eine erhebliche oder schwerwiegende Gefahr unmittelbar bevorsteht. Die sozialen und medizinischen Berufsgruppen sind hier in besonderer Weise verpflichtet aufgrund der in § 13 StGB beschriebenen Garantenstellung. Für die Sozialpsychiatrischen Dienste regeln Näheres die Psychisch-Kranken-Gesetze (PsychKG) der jeweiligen Bundesländer.

Die Arbeit auf dem schmalen Grat zwischen Datenschutz und Schweigepflicht, zwischen den Aufgaben von Hilfe, Unterstützung und Kontrolle und vor allem das Sichern erheblich höherrangiger Rechtsgüter, wie das Leben und die Unversehrtheit von Menschen, sind spezielle sozialpsychiatrische Aufgaben. Sozialpsychiatrische Dienste arbeiten auch und gerade nach schwerwiegenden freiheitsbeschränkenden Maßnahmen mit den Betroffenen sowie ihrem jeweiligen sozialen Umfeld und ihrem Hilfesystem weiter. Diese Ambivalenz und Ambiguität der Dienste und auch weiterer sozialpsychiatrischer Angebote erfordert ein hohes Maß an Fachlichkeit, Sensibilität und Reflexion im Abwägen der unterschiedlichen Rechtsgüter, um diese Spannung auszuhalten und immer wieder im Beziehungsgeschehen mitgehen zu können. > Betroffenenrechte, Seite 127 f.

Datenschutz sichert den Betroffenen ihre »informationelle« Autonomie, hilft aber auch den psychiatrisch Tätigen, indem er sie vor unzulässigen Grenzüberschreitungen und anschließenden Rechtskonflikten bewahrt.

Anforderungen an die Kooperation und Vernetzung

Ohne eine regionale Koordination und Planung der professionellen Hilfen für psychisch kranke Menschen mit komplexem Hilfebedarf ist eine bedarfsgerechte wohnortnahe Versorgung nicht zu gewährleisten. Die Herausforderungen steigen nicht nur mit der Vielfalt der individuellen Bedarfe, sondern auch mit der Zersplitterung der Kostenträger, der Spezialisierung der Hilfeangebote und ihrer Konkurrenz untereinander. Hier ist eine Vernetzung und verbindliche Kooperation der verschiedenen Akteure sowohl für die Hilfegestaltung im Einzelfall als auch für eine regionale Planung der Angebotsentwicklung insgesamt erforderlich, zum Beispiel im Rahmen eines Gemeindepsychiatrischen Verbundes (GPV). Dieser durch eine Kooperationsvereinbarung beschriebene Verbund sollte sich der Versorgung aller in einer Region lebenden Menschen, unabhängig von der Komplexität des Hilfebedarfs, verpflichtet fühlen (regionale Versorgungsverpflichtung).

GPV Ein GPV setzt sich aus den verschiedenen Leistungserbringern in einer definierten Versorgungsregion (Landkreis, kreisfreie Stadt oder Stadtteil bzw. Bezirk) zusammen. Neben den Trägern der ambulanten und stationären Eingliederungshilfe sollten auch die Erbringer medizinischer Leistungen beteiligt sein, insbesondere die regionale Versorgungsklinik, Anbieter von Rehabilitationsleistungen, die jeweils zuständigen Kostenträger, Jobcenter und Jugendamt. Wünschenswert ist zudem die Beteiligung regionaler politischer Entscheidungsträger. Das Ziel ist eine Kooperation und Organisation umfassender sozialpsychiatrischer Hilfen und Leistungen, die sich vor allem an jene Menschen mit psychischen Störungen richten, die stärker beeinträchtigt sind. Dazu bedarf es einer verbindlichen Struktur und eines transparenten Rahmens. Zu diesem Zweck wurde 2006 auf Initiative der Aktion Psychisch Kranke (APK) die Bundesarbeitsgemeinschaft Gemeindepsychiatrischer Verbünde e.V. (BAG-GPV) gegründet. Bislang gibt es nicht in jeder Region einen GPV. Daher hat die BAG-GPV Informationen mit Erläuterungen zusammengestellt, die für die Gründung eines GPV hilfreich sind (https://www.bag-gpv.de). > GPV, Seite 151

Nicht fallbezogene Aufgaben im Rahmen der regionalen Vernetzung sind vor allem die Gestaltung eines bedarfsgerechten Versorgungsangebots in entsprechenden Gremien, insbesondere die Gestaltung niedrigschwelliger Zugangswege zu den Hilfen. Verbindliche und transparente Kooperationsvereinbarungen sollten erarbeitet und gelebt werden. Eine weitere nicht fallbezogene Aufgabe ist die fachliche Beratung der regional verantwortlichen politischen Entscheidungsträger. Voraussetzung für eine gelingende Zusammenarbeit ist die fundierte Kenntnis der Möglichkeiten und Grenzen der beteiligten Partner.

In der *fallbezogenen Arbeit* insbesondere für Menschen mit komplexem Hilfebedarf sind offene Kommunikation und verbindliche Kooperationsvereinbarungen essenziell. Neben diesem formalen Rahmen ist persönliches Kennen der beteiligten Akteure sowohl auf der Leitungs- als auch auf der Arbeitsebene von Bedeutung. Zum einen ist das nötig, um die Möglichkeiten und Grenzen des jeweils anderen zu kennen und damit falsche Erwartungen und Überforderungen zu vermeiden, und zum anderen, um zeitnahe und flexible Lösungen bei der Hilfegestaltung auch mal »auf dem kleinen Dienstweg« realisieren zu können.

Ein wichtiges Instrument zur Gestaltung individueller komplexer Hilfen sind Fallkonferenzen, möglichst unter Einbeziehung der Betroffenen und »auf Augenhöhe«. Bausteine der sozialpsychiatrischen Versorgung sind neben den Hilfen der Eingliederungshilfe im stationären, teilstationären und ambulanten Bereich die psychiatrischen Kliniken mit ihren Akutstationen, Psychotherapiestationen und Tageskliniken sowie den meist angeschlossenen Psychiatrischen Institutsambulanzen. Letztere haben gerade in der Behandlung und Betreuung schwer beeinträchtigter Patient*innen eine wichtige Funktion. Im ambulanten Sektor zählen in der Region die niedergelassenen Fachärzt*innen für Psychiatrie und Psychotherapie bzw. Fachärzt*innen für Psychosomatische Medizin sowie die niedergelassenen ärztlichen und psychologischen Psychotherapeut*innen dazu. Darüber hinaus gibt es in vielen Regionen noch die Einrichtungen der medizinischen Rehabilitation, überwiegend in Form vollstationärer Rehabilitationskliniken. Auch diese Strukturen sollten je nach individuellem Bedarf in Fallkonferenzen und in die individuelle Hilfegestaltung einbezogen werden.

NICHTPSYCHIATRISCHE HILFEN Außerhalb des psychiatrischen Hilfesystems sollten weitere professionelle unterstützende Strukturen nicht aus den Augen verloren werden. Dazu zählen die niedergelassenen Allgemeinmediziner*innen und das ambulante Suchtkrankenhilfesystem mit seinen Beratungsstellen. Gerade die Hausärzt*innen haben oft Kontakt zu Betroffenen und kennen das familiäre System. Nicht selten kommt es bei psychischen Störungen auch zu gesundheitsschädlichem Konsum von Suchtmitteln. Dann sind Suchtberatungsstellen mit ihrer entsprechenden Expertise gefragt. Jobcenter, Polizei, Ordnungsämter, Ausländerbehörde und andere Verwaltungsstrukturen können bei entsprechender Einbeziehung hilfreich sein.

Auch nichtprofessionelle Strukturen sollten in die Überlegungen zur Hilfegestaltung einbezogen werden: Familienumfeld, Nachbarschaften und Freundeskreise können mit entsprechender fachlicher Unterstützung einen erheblichen Beitrag zum Hilfeprozess leisten. Oft können andere kommunale Einrichtungen und Institutionen wie Kirchengemeinden, Moschee- oder Kulturvereine, Bürgerzentren, Volkshochschulen, Angebote der Wohnungslosenhilfe, Wohnungsbaugesellschaften, Vereine und Tafeln unterstützend in den Hilfeprozess einbezogen werden. Bei der Beteiligung nichtpsychiatrischer Strukturen sind ebenso persönliche Kontakte und die Kenntnis der Möglichkeiten und Grenzen des Gegenübers zu klären.

Aus einer systemischen Perspektive sind Kooperation und Vernetzung gerade für professionell Tätige im psychosozialen Versorgungsfeld das »Schmiermittel« für eine gelingende Arbeit mit den Betroffenen und ihren Angehörigen und Zugehörigen. Wenngleich der Aufwand für diese Overhead-Aktivitäten gelegentlich mühselig und deshalb entbehrlich erscheint, zeigt sich in der praktischen Anwendung der besondere Qualitätszuwachs durch einen intensiven Austausch mit den Beteiligten im Sozialraum.

Arbeit im und mit dem Sozialraum – ein unverzichtbarer Bestandteil sozialpsychiatrischen Handelns

In den Fallbeispielen, die in diesem Buch vorgestellt werden, wird konkret und eindrücklich sozialraumorientiertes Arbeiten vermittelt in all seinen Möglichkeiten und Einschränkungen. Letztlich ist eine solche Herangehensweise eine fachliche Notwendigkeit, um an diesen Personenkreis überhaupt heranzukommen und mit ihm gemeinsam lebensweltorientierte Lösungswege zu erarbeiten. Dieses Kapitel verweist auf theoretische und konzeptionelle Hintergründe der Sozialraumorientierung, indem gleichzeitig immer wieder praxisorientierte Hinweise zur Illustration erfolgen.

Sozialraumorientierung, also der Blick auf die Arbeit im und mit dem Sozialraum, stellt in Anlehnung an das Konzept der Lebensweltorientierung (LWO) von Hans Thiersch und dessen Fundierung in den kritischen Alltagstheorien (Kosik 1967; Schütz 1993) ein konstitutives Element sozialpsychiatrischen Handelns dar. Spezifische Konzepte und Ansätze zur Sozialraumorientierung und Sozialraumarbeit finden sich auch bei Yvonne Kahl und Dieter Röh (2024) sowie bei Wolfgang Budde und Kollegen (2006). Die Sozialraumarbeit stellt eine der fünf Kernaufgaben der Sozialpsychiatrischen Dienste dar (Albers & Elgeti 2024). Die dort formulierten Stichworte »Prinzipien« und »Orientierungen« lassen sich auf den gesamten Bereich der Sozialpsychiatrischen Hilfen übertragen. Der SpDi ist aufgrund seiner niederschwelligen, alltags- und lebensweltorientierten Herangehensweise und Methodik mit seinen Aufgaben und seiner Pauschalfinanzierung geradezu prädestiniert dafür, sozialraumorientiert zu arbeiten, und zwar im Gegensatz zur Einzelfallfinanzierung, die die Flexibilität und Niedrigschwelligkeit eher einschränkt.

Sozialraumorientierte Arbeit heißt, den »ganzen Menschen« in seiner Lebenswelt und mit den vielfältigen Herausforderungen zu sehen, die ihm der Alltag stellt. Dies beinhaltet die Akzeptanz und die Auseinandersetzung mit dem Eigensinn und den vielschichtigen Lebensentwürfen der Adressat*innen. Diese sind untrennbar verbunden mit dem Individuum in der Interaktion mit seiner unmittelbaren sozialen Umwelt und der Natur (»verkörperte Subjektivität« – Fuchs 2023b; siehe auch Thiersch 2015, 2020). Sozialraumorientierte Arbeit sieht den Menschen in seinen Kämpfen, mit seinen Ressourcen und Defiziten (so gering bzw. intensiv diese im Einzelfall auch sind), in seinen Möglichkeiten und Grenzen. Sie sieht ihn darin dem Risiko ausgesetzt, in schwierigen, prekären bis unzumutbaren materiellen, sozialen und individuellen Lebensverhältnissen an den sich stellenden Alltagsaufgaben zu scheitern (oder diese zumindest nicht hinreichend bewältigen zu können).

Das sozialpsychiatrische Handeln erfordert gleichermaßen die Integration flexibler medizinisch-psychiatrischer und psychotherapeutischer Behandlung in den psychosozialen Gesamtrahmen, auch wenn dies aus unterschiedlichen Gründen immer noch viel zu selten in der Arbeit auch der Sozialpsychiatrischen Dienste vertreten ist. Diese Herangehensweise entspricht sowohl dem Konzept der LWO als auch dem Entwurf des sozialökologischen Paradigmas von Thomas Fuchs (2023a oder dem Konzept des »Territoriums« (Basaglia 2018; Düsberg u. a. 2024; Rotelli 2018). Damit soll die unmittelbare Umgebung (»Quartier«) befähigt werden, mit den psychisch kranken Bürger*innen nicht nur zurechtzukommen, sondern eine gelingendere Bewältigung der sich stellenden Aufgaben und Widersprüche zu finden und damit Ausgrenzung und Stigmatisierung zu verringern. Dadurch wird der Verbleib im Gemeinwesen sichergestellt in Verbindung mit zunehmender Lebensqualität im Alltag. »Dazu ist es nicht nur erforderlich, die Betroffenen zu unterstützen, sondern auch in deren Umfeld Verstehen, Toleranz und auch Strategien im Umgang mit den betroffenen Menschen zu vermitteln und bei Bedarf Beratung und Unterstützung anzubieten« (Albers & Elgeti 2024, S. 17).

In der konkreten Umsetzung findet sozialraumorientiertes Arbeiten in verschiedenen, eng miteinander zusammenhängenden Bereichen statt:

- mit den Angehörigen, Nachbar*innen und dem weiteren Umfeld zur Förderung des gegenseitigen Verständnisses und eines zufriedenstellenden Zusammenlebens für alle Beteiligten,
- sozialanwaltliche Tätigkeiten wie Sicherung und Gestaltung des Wohn- wie auch des unmittelbaren Lebensraums,
- Unterstützung und gegebenenfalls Begleitung bei der Suche nach Arbeit oder stundenweiser Tätigkeit und Unterstützung am Arbeitsplatz,
- nichtfallbezogene Arbeit mit den verschiedensten Akteuren im Sozialraum (Kirchengemeinden, unmittelbares Umfeld, Vereine oder andere kulturelle Initiativen), um eine aufnahmebereitere und zugewandtere Atmosphäre mit den entsprechenden Rahmenbedingungen für psychisch erkrankte Menchen zu fördern.

Eine weitere Dimension besteht in der Gelegenheit, Ressourcen und Fähigkeiten der Betroffenen in das Leben eines Sozialraums einzubringen (bei Umweltaktionen, Verkauf von selbst hergestellten Produkten auf Märkten, kunsthandwerkliche Tätigkeiten, Musikbands etc.). Damit wird der Öffentlichkeit vermittelt, dass psychisch erkrankte Menschen nicht ausschließlich krank sind, sondern ebenso ihren Beitrag zum gesellschaftlichen Leben leisten. Diese und viele weitere Aktivitäten sind konkrete Aktionen und Initiativen zur Entstigmatisierung psychischer Erkrankungen.

Ein bedeutendes Feld konkreter Sozialraumorientierung besteht in Sozialraumbegehungen und -analysen gemeinsam mit Psychiatrieerfahrenen, Angehörigen, Schlüsselpersonen und Lokalpolitiker*innen. Solche Aktionen tragen zum Kennenlernen des Sozialraums bei, um diesen »wie die eigene Westentasche« zu kennen hinsichtlich seiner Strukturen, Abläufe, Defizite, aber ebenso mit seinen Ressourcen. Daraus können Erkenntnisse gewonnen werden, die in der fachpolitischen Arbeit von großer Bedeutung sind.

Sozialraumorientiertes, sozialpsychiatrisches Handeln heißt, politisch arbeiten zu müssen, wenn es erfolgreich sein will, und zwar auf allen Ebenen: Teams als Basis, Leitungskräfte und Trägerverantwortliche im Verbund mit den anderen Leistungserbringern, fachpolitische Gremien, Kontakte zu Politik und Verwaltung. So können Vertreter*innen aus Politik und Verwaltung auch in die Dienste und Einrichtungen eingeladen werden. Letztlich handelt es sich bei der Sozialraumorientierung sowohl um eine Haltung als auch um ein methodisches Fachkonzept, was sich wechselseitig bedingen muss.

Die Bereiche des Sozialen und der Gesundheit werden wesentlich durch folgende zwei übergreifende Defizite geprägt: Noch immer bestimmt erstens ein eher reduktiv-naturwissenschaftlich orientierter klinischer Blick die psychiatrische Versorgung. Der Alltag des psychisch erkrankten Menschen und seiner Umwelt wird in seiner Verschränkung mit der Entstehung und dem Verlauf der psychischen Erkrankung nicht hinreichend berücksichtigt, trotz zweifellos bestehender Fortschritte im interdisziplinär übergreifenden Handeln. Zweitens fehlen nach wie vor regelfinanzierte Anteile für sozialraumorientiertes Arbeiten in der Fläche, auch wenn sich mit dem Bundesteilhabegesetz zumindest für die

Soziale Teilhabe in diesem Bereich ein Silberstreif am Horizont abzuzeichnen scheint (§§ 76 und 113 SGB IX).

Sozialpsychiatrisches Handeln heißt (auch), sich Zeit für Gremienarbeit zu nehmen und gleichzeitig gezielt im Sozialraum tätig zu werden, Netze zu knüpfen, Lebensbedingungen zu verbessern und Entstigmatisierung zu fördern – wofür allerdings zeitliche Ressourcen zur Verfügung gestellt werden müssen.

Fachpolitische Arbeit – konsequente Einmischung in die regionale Politik

In der Arbeit mit Klient*innen, wie wir sie in den vorangegangenen Kapiteln und in manchen der Fallbeispiele beschrieben haben, werden vor allem die Grenzen des Versorgungssystems deutlich, genauer genommen: dessen weiterhin institutionszentrierte Organisation und die mangelnde personenzentrierte Sichtweise. Fast alle Angebote sind auf je ein Problem fokussiert, und jedes neue Spezialangebot erzeugt sofort die Unzuständigkeit aller anderen Angebote für dieses Problem. Auch wenn es einen Fortschritt darstellt, dass es inzwischen für zahlreiche Probleme störungs- oder problemspezifische Konzepte und Therapien gibt, so ist das Bewusstsein dafür, dass Komorbidität nicht die Ausnahme, sondern die Regel ist und dass Angebote, die dem keine Rechnung tragen, allenfalls für die Forschung, aber niemals für die Versorgung relevant sein können, vollkommen unterentwickelt oder sogar eher im Schwinden begriffen.

Das gilt umso mehr, wenn die Personen, die wir erreichen wollen, von einem besonderen Eigen-Sinn geprägt sind – der oft durch ein mangelhaftes, träge reagierendes und unflexibles Hilfesystem noch angeschoben wird. Diesem Paradox der Versorgung, dass durch immer spezifischere und wirksamere Hilfen das System insgesamt immer nutzloser und unwirksamer wird, können wir nicht allein auf der fachlichen

Ebene begegnen, wir müssen am System ansetzen und damit auf der politischen Ebene. Dabei geht es eben nicht um noch eine Fachberatung für noch ein Spezialproblem, sondern um eine bessere Durchlässigkeit des Systems und den Zugang zu den erforderlichen Hilfen, wenn sie in einem anderen Teil des Systems vorhanden sind als dem, in dem sich die Person gerade befindet.

PSAG Die fachpolitische Arbeit beginnt in der Mitarbeit in Fachgremien wie Psychosozialen Arbeitsgemeinschaften (PSAG), in denen sich engagierte Fachkräfte, Betroffene, Angehörige und interessierte Bürger*innen zum Austausch und zur Information mit dem Ziel der Verbesserung der psychosozialen Versorgung treffen. In diesen Gremien können sich auch Basismitarbeitende beteiligen und an der Meinungsbildung und Formulierung von Positionen zur konkreten Versorgung im Landkreis oder der Stadt mitwirken. Ein besonderer Vorteil der PSAG ist, dass dort Betroffene und Angehörige gleichberechtigt mit dabei sind und von Anfang an mitberaten.

Eine weitere Möglichkeit ist die Mitarbeit in den Facharbeitskreisen der Wohlfahrtsverbände und den diversen Arbeitsgemeinschaften auf kommunaler oder Landesebene. Ohne zunächst fachliche Positionen zu definieren, kann man auch keine vertreten. Diese sind somit zunächst in den unterschiedlichen Institutionen und gemeinsam in den Gremien zu diskutieren und zu definieren, um sie dann vorzubringen.

GPV Wo es noch keinen Gemeindepsychiatrischen Verbund (GPV) gibt, der sich die Umsetzung einer gemeinsamen Versorgungsverantwortung als Auftrag gibt, sind Initiativen gefragt, einen solchen Verbund auf den Weg zu bringen. Wo es ihn schon gibt, stellt sich die Frage, wie die Schnittstellen zur Suchtkrankenhilfe, Altenhilfe, Jugendhilfe und Wohnungslosenhilfe gestaltet sind, und natürlich auch die nach der Kooperation dieser Hilfesysteme untereinander.

KOMMUNALPOLITIK Menschen, die in einem Sozialpsychiatrischen Dienst oder in anderen sozialpsychiatrischen Hilfen tätig sind, haben den Vorteil der Einbindung in die kommunalen Strukturen. Das erschöpft sich nicht darin, dass dort auch Psychiatriekoordinator*innen, Behindertenbeauftragte, Sozialplaner*innen und Stadtplaner*innen zusammenkommen, sondern die Einbindung in die Gebietskörperschaft bedeutet darüber hinaus, die Arbeit im Auftrag und unter der Kontrolle des von den Bürger*innen demokratisch gewählten Stadtrates oder Kreistages zu tun und somit diesem auch berichten zu können (und zu müssen).

Dem Subsidiaritätsprinzip folgend, erbringen die Gebietskörperschaften die meisten sozialen Aufgaben, allerdings nicht mit einem eigenen Personal, sondern sie beauftragen die Freie Wohlfahrtspflege. Diese steht daher im steten Dialog mit der kommunalen Verwaltung. Für die Vereine und Organisationen, die in der Psychiatrie oder Suchtkrankenhilfe tätig sind, ist es wichtig, in den sie vertretenden Verbänden diese Themen nach vorn zu bringen, wofür die oben erwähnten Facharbeitskreise ein Weg sind. Hilfreich ist es natürlich auch, wenn die Geschäftsführenden oder Vorstandsvorsitzenden einer Organisation der Geschäftsführung ihres Stadt- oder Kreisverbandes die Bedeutung des Themas deutlich machen.

Wenn man sich fragt, wo man bei so vielen Baustellen beginnen soll, ist meist das Nächstliegende das Richtige: Wo gibt es regelmäßig Probleme? Wer sieht das auch so? Wer könnte etwas daran ändern? Die nächste wichtige Frage lautet: Was weiß ich über die Struktur und über die Organisationen, mit denen ich besser zusammenarbeiten möchte, und was denken die Menschen dort über das Problem?

Ohne ein wechselseitiges Verständnis der jeweiligen Rahmenbedingungen und Handlungslogiken funktioniert keine institutionenübergreifende Kooperation und auch nicht die Umsetzung fachpolitischer Forderungen.

Gestaltung von Gratwanderungen – Schlussbemerkung

Schwierige Fallkonstellationen manifestieren und entwickeln sich im Sozialraum und sind eng mit diesem verwoben. Sie rufen in ihrem Umgang, in der Gestaltung und letztlich hinsichtlich einer konstruktiven Bewältigung – auf welch geringem Niveau auch immer – nicht unerhebliche Anforderungen an und Herausforderungen für die Mitarbeitenden sozialpsychiatrischer Hilfen auf den Plan. Es ist eine Herangehensweise, letztlich eine Methodik erforderlich, die sich zwischen Gegensätzen bewegt, wenn sie im Einzelfall erfolgreich sein will. Dies scheint, zurückhaltend formuliert, geradezu eine notwendige Prämisse des Handelns zu sein, wenn in der jeweiligen Region eine Versorgungsverantwortung besteht, das heißt, niemanden aufgrund der Art oder Schwere der Erkrankung »weiterzureichen« oder gar sich selbst zu überlassen. Konkret bedeutet dies, dass unter solchen Voraussetzungen die Spannung, die Dialektik von Hilfe und Kontrolle nicht abgelegt werden kann, sowohl aus ethisch-fachlichen Gründen als auch aufgrund des öffentlichen und gesellschaftlichen Auftrags. Daraus ergibt sich die Balanceleistung, im sozialpsychiatrischen Alltag in und mit Gegensätzen zu handeln.

Das kann sich beispielsweise so ausdrücken: Zum einen gilt es, den psychisch erkrankten Menschen und der Umgebung Verantwortung zuzumuten, aber auch in kritischen Situationen zumindest zeit- und teilweise Verantwortung zu entziehen. Oder es geht darum, dem Recht auf Eigensinn, Autonomie, Erkrankung oder gar Verwahrlosung stattzugeben, aber auch im Einzelfall dem Recht und der Pflicht auf fürsorgliches Handeln zu folgen. Weiter kommt es darauf an, offen, flexibel, kreativ zu handeln, aber auch klar und eindeutig Grenzen zu ziehen und einzuschreiten (»strukturierte Offenheit«) mit einer zwangsweisen

Unterbringung als Ultima Ratio. Auf der einen Seite steht empathisches, verstehendes, einfühlsames Vorgehen entlang den Bedürfnissen und der Situation des jeweiligen Menschen, andererseits braucht es aber auch die Aufrechterhaltung von Gegenseitigkeit und kritisch-reflexiver Distanz, um nicht unreflektiert der Spur der betroffenen Person zu folgen.

Aktives Zuwarten und das enge Dranbleiben an den Betroffenen, um mögliche Gelegenheiten zum Kontaktaufbau oder für Änderungen nicht zu verpassen, können aber auch abgelöst werden durch aktives Einschreiten und entschlossenes Handeln, wenn die Situation nicht mehr zu verantworten ist. Im Einzelfall, so schwierig dies für die Mitarbeitenden auch ist, kann es vorkommen, jemanden auf der »schiefen Bahn« begleiten zu müssen, das heißt, eine Abwärtsspirale zu begleiten, ohne aktiv eingreifen zu können, weil etwa die Voraussetzungen für eine zwangsweise Unterbringung nicht vorliegen. Selbstverständlich geht es in der großen Mehrheit der Fallkonstellationen handlungsleitend zuerst einmal um die Sicherung der materiellen Existenz und um die Gewährleistung und Durchsetzung der rechtlichen Ansprüche.

Diese Arbeit in und mit Gegensätzen verlangt Offenheit, Klarheit, Transparenz, erfordert ein »verhandeln statt behandeln« (wenn möglich) mit eindeutigen Grenzen des partnerschaftlichen Aushandelns, wie in der Mehrzahl der Fallvignetten des vorliegenden Buches festzustellen ist. Zuhören, geduldiges Mitgehen, Verständnis, aber auch das zeitliche, situative Grenzensetzen wechseln sich in nicht wenigen Situationen immer wieder ab. Aufmerksamkeit, Achtsamkeit und eine Atmosphäre der Förderung, aber auch das Fordern, Aktivieren, Dranbleiben, das einfach Dasein, die »liebevolle Aufdringlichkeit« und ebenso das Akzeptierenlernen von Nichtveränderung, das alles sind weitere Handlungsmaximen sozialpsychiatrischer Arbeit mit diesem Personenkreis.

Eine unabdingbare Voraussetzung zeigt sich darin, dass diese Arbeit nur in einem gut funktionierenden Team umgesetzt werden kann.

Selbstvergewisserung, Austausch und Reflexion in Verbindung mit kollegialer und menschlicher Solidarität sind unverzichtbare Voraussetzungen. Einzelkämpfertum scheitert.

Innerhalb dieser Gegensätze zu handeln und die Vorgehensweise immer wieder an veränderte Situationen anzupassen, das verweist auf eine zentrale und nicht hintergehbare Dimension: die grundlegende Bedeutung der Haltung, die das Handeln bestimmt und leitet. Die Anerkennung der uneingeschränkten Würde des anderen Menschen stellt die grundlegende und nicht zu hinterfragende Basisdimension des gesamten Handelns dar.

Die Haltung muss geprägt sein von gegenseitiger Wertschätzung, von Respekt, von der Anerkennung des Gegenübers in seinem So-Sein. Sie prägt eine kritisch-reflexive Akzeptanz anderer Menschen mit ihren manchmal nur schwer auszuhaltenden Lebensentwürfen und erzeugt häufig eine Spannung, ob diese Lebensweise einem freien, selbstreflexiven Willen entspricht oder durch ein »inneres Störungsgeschehen« eher fremdbestimmt ist. Nicht eine oberflächliche, undifferenzierte, fast schon an Gleichgültigkeit heranreichende Toleranz und Akzeptanz einer falsch verstandenen Logik von Autonomie und Selbstverantwortung ist damit gemeint. Im Gegenteil: Die erforderliche Haltung gründet im Interesse an der anderen Person als einem Menschen in einer außergewöhnlichen, prekären Lebenslage. Professionalität heißt die Gestaltung einer Gratwanderung von Sich-berühren-Lassen vom Schicksal des Gegenübers und gleichzeitig einer kritisch-reflexiven Distanz (»kritisch-reflexive Solidarität«). Geduld, Demut und Bescheidenheit gepaart mit Zuversicht und Hoffnung sind weitere bestimmende Merkmale der Haltung und, um mit Ernst Bloch zu sprechen, »ins Gelingen verliebt zu sein«, so sehr eine solche Haltung in manchen Situationen auch infrage und immer wieder auf die Probe gestellt wird.

Literatur

Albers, M. & Elgeti, H. (2024): Bundesweites Netzwerk Sozialpsychiatrischer Dienste. In: https//:www.sozialpsychiatrische-dienste.de. (zuletzt gesehen: 02.04.2025)

Armbruster, J. & Obert, K. (2024): Fragestellungen, Haltungen und Konzepte aus Sicht der Sozialen Arbeit. In: *Die Kerbe*, 1, S. 25–27.

Basaglia, F. (2018): Se l'impossibile diventa possibile. Città di Castello.

Bertoni, M.A. (2024): Zeit zum Denken, Zeit für die Freiheit. In: Düsberg, K.M.; Degano Kieser, L. & Utschakowski, J. (Hg.): Basaglia: radikales Denken, optimistisches Handeln. Köln, S. 25–28.

Budde, W.; Früchtel, F. & Hinte, W. (Hg.) (2006): Sozialraumorientierung. Wege zu einer veränderten Praxis. Wiesbaden.

Caplan, G. (1964): Principles of preventive psychiatry. New York.

Die Kerbe (2024): Autonomie und Fürsorge – Gegensätze ziehen sich an. Heft 1.

Düsberg, K.; Utschakowsi, J. & Degano Kieser, L. (2024): Basaglia: Radikales Denken, optimistisches Handeln. Köln.

Eink, M. & Haltenhof, H. (2022): Beziehungsgestaltung mit suizidgefährdeten Menschen. Köln.

Fuchs, T. (2023a): Verteidigung des Menschen – Grundfragen einer verkörperten Anthropologie. Berlin.

Fuchs, T. (2023b): Psychiatrie als Beziehungsmedizin – ein ökologisches Paradigma. Stuttgart.

Giertz, K.; Große, L. & Gahleitner, S.B. (2021): Hard to reach: schwer erreichbare Klientel unterstützen. Köln.

Henderson, J. (2001): Embodying Well-Being oder Wie man sich trotz allem wohl fühlen kann. Bielefeld.

Hoff, P. (2024): Ein Spannungsfeld, das die Psychiatrie aushalten und gestalten sollte. In: *Die Kerbe,* 1, S. 4–6.

Kahl, Y. & Röh, D. (2024): Sozialraumarbeit in der Psychiatrie. Köln.

Kosik, K. (1967): Dialektik des Konkreten. Frankfurt a. M.

Obert, K. (2001): Alltags- und lebensweltorientierte Ansätze sozialpsychiatrischen Handelns. Bonn.

Obert, K.; Pogadl-Bakan, K. & Rein, G. (2018): Aufsuchende psychiatrische Arbeit. Köln.

Obert, K.; Dudeck, M.; Mansanz-Wolkewitz, K. & Bielesch, J. (2023): Reintegration aus der Forensik entlassener psychisch kranker Personen in die Gemeindepsychiatrie. In: *Recht & Psychiatrie,* 2, S. 78–84.

Ongaro Basaglia, F. (2024): Schutz, Rechte und Disziplinarwissen. Rede zur Verleihung der Ehrendoktorwürde. In: Düsberg, K.M.; Degano Kieser, L. & Utschakowski, J. (Hg.): Basaglia: radikales Denken, optimistisches Handeln. Köln, S. 49–61.

Prestin, E. (2024): Wohltätiger Zwang? Das Verhältnis von Menschenwürde, Autonomie und Fürsorge. In: *Die Kerbe,* 1, S. 15–18.

Rotelli, F. (2018): Verso la città che cura. In: *Rivista delle Politiche Sociali,* 2, S. 53 ff.

Sauter, D. & Mayer, M. (2024): Fragestellungen, Haltungen und Konzepte aus Sicht der Pflegeprofession. In: *Die Kerbe,* 1, S. 22–24.

Schmidt-Quernheim, F. & Hax-Schoppenhorst, T. (2018): Praxisbuch Forensische Psychiatrie. Bern.

Schütz, A. (1993): Der sinnhafte Aufbau der sozialen Welt. Frankfurt a. M.

Thiersch, H. (2015): Soziale Arbeit und Lebensweltorientierung: Konzepte und Kontexte. Band 1. Weinheim.

Thiersch, H. (2020): Lebensweltorientierte Soziale Arbeit – revisited. Weinheim.

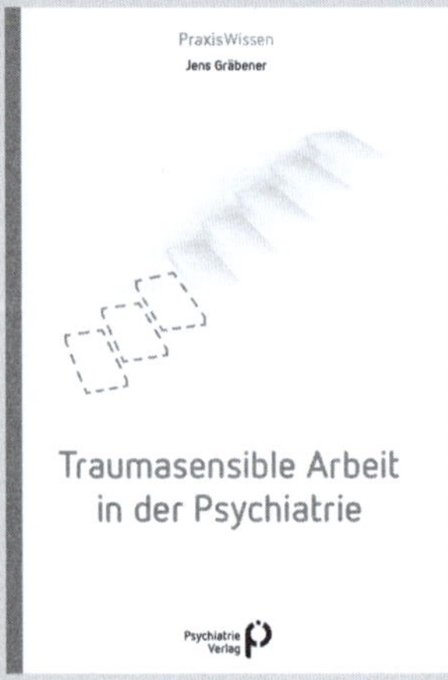

Jens Gräbener

Traumasensible Arbeit in der Psychiatrie

PDF: 978-3-96605-248-1
EPUB:978-3-96605-249-8
160 Seiten, 22,00 €

Zugewandt und behutsam im Umgang mit traumatisierten Menschen

Traumata und ihre Folgen sind in der psychiatrischen und psychotherapeutischen Arbeit ein wichtiges und allgegenwärtiges Thema. Dieses Buch liefert das Grundwissen, um sich traumaerfahrenen Menschen kompetent und rücksichtsvoll zuzuwenden.

Psychiatrisch Tätige kommen in ihrer Arbeit wissentlich und ebenso häufig unwissentlich mit Traumafolgestörungen in Kontakt. Für einen professionellen Umgang ist es daher wichtig, für diese sensibilisiert zu sein, um Reaktionen und Verhaltensweisen einordnen zu können. Der Autor informiert leicht verständlich und kompakt über Trauma-Ursachen, -folgen und -bewältigungsmuster, um Retraumatisierungen zu verhindern, und hilft, die eigenen Belastungen nicht aus dem Blick zu verlieren. So finden traumatisierte Menschen auch in psychiatrischen Settings einen »sicheren Raum«. Die neue und erweiterte Auflage gibt ebenfalls Hilfestellung bei der Arbeit mit Geflüchteten.

Psychiatrie Verlag

Telefon: 0221 167989-0
E-Mail: info@psychiatrie-verlag.de
Internet: www.psychiatrie-verlag.de